# 暖养

### 女人手脚热乎才有活力

梅 益○著

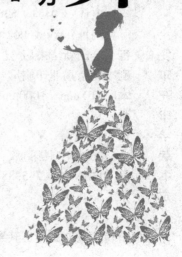

黑龙江科学技术出版社

图书在版编目（CIP）数据

暖养：女人手脚热乎才有活力 / 梅益著. -- 哈尔
滨：黑龙江科学技术出版社，2015.12
ISBN 978-7-5388-8565-1

Ⅰ.①暖…　Ⅱ.①梅…　Ⅲ.①女性—寒证—防治—普
及读物　Ⅳ.①R241.3-49

中国版本图书馆CIP数据核字（2015）第310502号

**暖养：女人手脚热乎才有活力**

NUANYANG : NÜREN SHOUJIAO REHU CAIYOU HUOLI

| | | |
|---|---|---|
| 作　　者 | 梅　益 | |
| 责任编辑 | 李玄梅 | |
| 封面设计 | 白立冰 | |
| 出　　版 | 黑龙江科学技术出版社 | |
| | 地址：哈尔滨市南岗区建设街41号　邮编：150001 | |
| | 电话：（0451）53642106　传真：（0451）53642143 | |
| | 网址：www.lkcbs.cn　www.lkpub.cn | |
| 发　　行 | 全国新华书店 | |
| 印　　刷 | 北京嘉业印刷厂 | |
| 开　　本 | 710 mm × 1000 mm　1/16 | |
| 印　　张 | 15 | |
| 字　　数 | 190千字 | |
| 版　　次 | 2016年3月第1版　2016年3月第1次印刷 | |
| 书　　号 | ISBN 978-7-5388-8565-1/R·2533 | |
| 定　　价 | 35.00元 | |

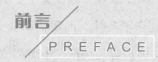

前言 / PREFACE

我们常说"爱美之心，人皆有之"，其实这种说法更适合形容女人。

女人最害怕什么？一怕胖二怕老。于是减肥成了女人一生的功课，抗衰更是人生大计。

女人的爱美之心，是一种天性。试问世上有哪个女人不爱美呢？在追求美丽的道路上，女人们都乐此不疲。

为了展示曼妙的身材，很多女性夏天穿着时髦，露背装、露脐装、超短裙纷纷登场，时刻展露着美腿、玉臂、香肩；还在春寒料峭的时节，大街上就随处可见穿着单鞋的女性；因为在意体形，很多女性喜欢穿能把身体勒得紧紧的内衣、牛仔裤……

诸如此类的生活习惯，在年轻女性的身上十分常见。然而，女性在因此而享受年轻与美丽的同时，也为身体的健康埋下了隐患。因为这些生活习惯在一步步把女性引向健康的大敌——体寒。

比如，穿着暴露，会使体内的热量不断丧失，若是在空调屋里，寒气透过裸露的肌肤侵入肌体，女性特有的脏器——子宫就会受到寒气的威胁。而穿紧身的衣服，会造成血液循环不畅，特别是把骨盆的周围（下半身）勒得过紧是问题的关键。因为这里是女性最容易堆积寒气的地方。

　　除此以外，在饮食上贪凉，常吃冰淇淋，常喝冷饮，也为体内寒气的积聚创造了条件。而现代职业女性每天上班坐着对电脑，缺乏运动。久而久之，血很容易瘀积在小腹部位。血行不畅的直接结果，就是引发寒证。

　　体寒给女性带来的健康危害是巨大的，冷女人血行不畅，手脚冰凉而且痛经。血行不畅面部就会长斑点，因为体内的能量不能润泽皮肤，皮肤自然没有生气。还有更可怕的一点，我们的生殖系统是最怕冷的，一旦身体过冷，子宫内积聚寒气，就会导致宫寒不孕。

　　因此，对女人而言，寒是造成身体一切麻烦的根源，而只有身体变暖了，才能有效抵抗外邪，获得健康一生的福报。祛除寒冷，温暖身体，可以说是女人一生都要做的养生功课。

　　本书从女人特殊的身体和生理特点出发，科学解释寒性体质的形成和对健康的危害，并从饮食、生活方式、运动锻炼、情绪调节、疾病防治等方面，提出了一系列行之有效的暖养措施，希望带给女性朋友们一份最贴心的健康呵护。

目录 / CONTENTS

第二章 向食物要温度，从内部温暖身体

 第三章 留心细节，爱上嘘寒问暖的生活

## 第四章　动则生阳，让身体热起来

第五章　暖养有道，让生命之火烧得旺旺的

## 第六章　暖心即是暖身，调心养身两不误

## 第七章　疾病乘"寒"面入，家庭调养有"暖"方

# 引 子　了解"寒"的真正面目

什么是寒？体寒是怎么回事？

从中医角度来说，体寒就是体内阴寒之气过多而阳气不足；从西医角度来说，体寒就是体温低下。

无论是男人还是女人的身体，都受不得寒邪之气的侵扰。可现实生活中，寒证人群却越来越多。

究竟是什么导致了人们寒性体质的形成？寒气积聚在体内，又是如何致病的呢？

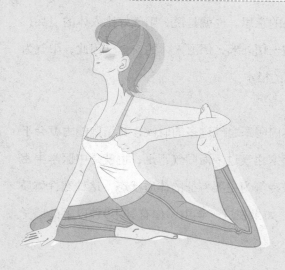

# 每个人的身体里都有一个小太阳

大家都知道，万物生长靠太阳，太阳给予了我们生命，给予了我们能量。太阳每时每刻都在向地球传送着光和热，有了太阳光，地球上的植物才能进行光合作用，才得以存活下来，并繁茂生长。相反，地球上如果没有了太阳，那万物都将失去光和热的滋养，无法生存。

我们的身体里也有一个小太阳，这就是阳气。

## ※ 阳气为一身之根本

天地的运行，必须要有太阳。同样的道理，人体生命活动的进行，必须要有阳气。如果我们的机体内没有了阳气，就像地球没有了太阳一样，机体失于温煦，无法产生足够的能量和热度，生命也就荡然无存了。

《黄帝内经·素问·生气通天论》里谈到"阴者藏精而起亟也，阳者卫外而为固也"，即人体抵御外邪的能力靠的就是阳气。这种说法在中医里又叫"卫阳"，卫就是卫兵、保卫的意思。也就是说，阳气好比人体的卫兵，它们分布在肌肤表层，负责抵制一切外邪，保卫人体的安全。因此，阳气为一身之根本，养阳就是养生保健的根本。

## ※ 体寒，就是体内阳气不足

阳气是温煦身体的，而当体内阴寒之气过多的时候，其温煦能力就会下降。换句话说，体寒就是体内阴寒之气过多而阳气不足，也就是中医学中常说的"阳虚"。体寒是以形寒肢冷等为主要特征的体质状态，这种寒性体质主要具有以下15个方面的特点。如果在近一年中，你有其中9种以上的感觉或体验，那就说明体内有寒。

1.手脚很容易发凉,特别是秋冬时节天气比较冷时,即便衣服穿得比一般人多,仍然感到手脚冰凉。

2.胃部、背部或腰膝部特别容易怕冷,害怕碰凉水或淋雨。

3.感到怕冷,天气转凉或寒冷的时候,衣服较平常人穿得多。

4.跟一般人比较,特别怕寒冷(如冬天的寒冷,夏天的冷空调、电风扇等)。

5.比平常人更容易感冒,特别是当天气变化或季节转变的时候,或者再吃(喝)了凉的、冰的食物以后。

6.吃(喝)凉的、冰的东西会感到腹部或全身不舒服,或者是怕吃(喝)凉的、冰的东西。

7.受凉或者吃(喝)凉的、冰的东西后,容易出现腹泻、腹胀、腹痛等现象。

8.容易出现心跳加速、精神涣散、身体乏力疲倦的现象。

9.有面色发白或白中带黄,皮肤干燥、没有光泽,睡眠不足或稍微有些劳累就容易生出黑眼圈的现象。

10.有口唇发暗、暗滞,缺乏光泽的现象。

11.有头发稀疏,前额部的头发边缘向后退,头顶部头发稀少,头发发黄、枯槁的现象。

12.常感觉到虽然口干、没有味道,然而不渴,不觉得想喝水,喜欢吃较热的食物或热饮的现象。

13.容易疲劳,做一点小事情就感到劳累,即使每天睡七八个小时,也好像没有什么精神,感觉无精打采的。

14.经常出现只要稍微活动一下,就满身大汗,还有气喘吁吁的现象。

15.经常有腹痛、腹泻的现象。

## 体温是人体的"免疫之镜"

在现实生活中，我们常会看到，虽然身处同样的环境，但有的人总是隔三岔五地生些小病，比如感冒、咳嗽等，而有的人却很少生病。其实，这与我们每个人的免疫力强弱有关。

免疫力是人体免于各种病原微生物侵害的能力。在人类漫长的进化过程中，人类一直在同自然界中的各种致病微生物，包括病毒、细菌、真菌等做斗争。不管科学技术发展到什么程度，不管人类发明的药物有多先进，人体自身免疫力的重要作用都无法被替代。增强免疫力，从小处说，可以预防感冒，从大处来说，可以预防癌症等致命疾病的侵袭。而寒性体质的人，生命活力低下，平时经常会感到疲惫，工作总是提不起精神，只要天气稍微变凉就会打喷嚏。如果身体上有点儿小伤，更是相比于同样人群较难愈合，甚至还会出现红肿、流脓等症状。如果有这些情况，那就说明你的身体免疫力已经很低了。

但是，体温低为什么会影响到免疫力呢？从西医的角度来说，体温低的人，自律神经功能及激素平衡就会受到影响，进而出现肩膀僵硬、头痛、晕眩、手脚冰凉等症状。另外，大家知道，人体主要靠白血球来对抗细菌与病毒。而体温每降低1℃，白血球所提供的免疫力便会减少37%，导致血液循环恶化，从而使免疫力下降，各种疾病也就会随之而来。

有资料显示，人体体温保持在36.5～37℃时，身体的各项功能最为活跃。换句话说，体温若低于这个范围的话，身体各项功能就会下降，比较容易引发各种疾病。体温若长期维持在35.5℃低温的话，排泄功能就会降低，并且出现自主神经失调或过敏等症状。人体体温在35℃时,癌细胞就很容易繁殖;当体温下降到34℃时,则是溺水获救者是否能存活的关键体温。

再者,一天中不同的时段、一年中不同的季节,体温也会有不同的变化。一天当中,体温最低的时候是在凌晨3~5点,这段时间是人发生猝死频率最高的时间段;而一年中冬天的气温最低,此时体温也会下降,人们变得更容易罹患感冒、肺炎、脑卒中(中风)、心肌梗死、高血压等。

如此看来,体温对人体的健康和生命的维持极为重要,人体免疫机能的状态就是通过体温直接表现出来的,所以体温是"免疫之镜",体温的微小波动都能关乎人的生死。一般而言,人理想的体温是"36.5~36.8℃"。特别是"36.5℃",可以说是一个分水岭。低于这个温度,身体不适将会伴随我们一生。只要处于理想的体温,我们就不必担心健康问题。

## 寒从何而来

无论是男人还是女人的身体,都受不得寒邪之气的侵扰。可现实生活中,寒证人群却越来越多。究竟是什么导致了人们寒性体质的形成?这威胁人类健康的"寒"到底是从何而来呢?

人类是体温保持一定的恒温动物,为了维持生命,我们的身体必须保持一定的温度。体温由制造热能和输送热能这两大功能得以维持的。通过饮食和运动在体内产生的热能,由血液输送到全身,我们的身体才会得以保持温热。

因此,制造和输送热能的两大功能正常,我们身体的温度就不会低落。

而现实生活中之所以有那么多寒证人群，恰恰是因为他们的这两大功能出现了异常。

简单来说，现代人不善于制造和输送热能是导致寒性体质形成的主要原因。

※ **有些饮食不能产热**

食物是产热的材料，食物进入人体后，被运送到胃肠，在那里完成消化和吸收，然后在肝脏转换为能量。通常情况下，这些食物能量的75%都会转化成为"热"。但是，食物本身是有寒性与温性之分的。如果寒凉的食物或饮品吃得太多，就会损伤我们脾胃的阳气，使得消化能力减退。在炎热的夏天，由于身体易感暑热湿邪，脾胃的消化吸收功能更是容易受到影响。这样一来，人体摄入食物本应产生的"热"就大打折扣了。

※ **空调阻断了热的输送**

体内产生的热要顺利输送到全身，必须有自主神经正常发挥功能。自主神经是维持生命基本活动的神经，为了保持身体中心部位的热不会流失，它会调节全身热量的分配并保持一定的体温。

而现代的办公室里和交通工具上，甚至连一般的家庭都安装了空调。人们长时间生活在空调房中，由于夏天人的皮肤毛孔是张开的，受到冷空气一吹，寒冷就会直接进入体内。但一旦我们从空调房走到室外，就像是到了热带地区，热气就会袭击身体。一天当中，交叉体验夏天和冬天的温度，与之相对应，血管和汗腺也必须反复多次地收缩和扩张。控制体温和出汗的自主神经，其调节功能就会逐渐被打乱，我们的身体也就随之形成了手脚冰凉的状态。

※ **暴露、时髦的穿衣习惯**

衣服穿得太单薄会使人体容易着凉，特别是女性，在夏天的时候，为了追求时髦而穿着高度暴露的背心、薄连衣裙，光脚穿凉鞋，明明知道这样穿着会使热量不断丧失而使身体着凉，但是大家还是乐此不疲。

### ※ 运动量少，使得肌肉不能生热

人体的热量中有40%是由肌肉制造出来的，而运动是锻炼肌肉的最佳途径。运动过后，人的体温上升，人体的血、气和水都加速流通，对身体的保健有很大的裨益。然而，现代生活节奏加快，压力较大的人们整日忙于工作，运动锻炼的时间是少之又少。长此以往，肌肉得不到锻炼，体温降低，形成寒性体质。

### ※ 服用止痛药使身体变冷

疼痛有很多种，如头痛、腹痛、生理痛等。针对各种疼痛，都有对症的药在药店出售，人们很容易就能买到，这同时也证明了有疼痛烦恼的人很多。

作为一种应急措施，服用止痛药也是没有办法的事。但是，长期服用此类止痛药的话就有问题了。药都是化学合成品，是由人类制造出来的，都是自然界里没有的东西。所以，身体长期吸收这类物质是不可能有好处的。另外，多数止痛药能使体温下降，长期服用，会导致体温越来越低，这样，本来想止痛，却又引起了疼痛以外的其他疾病。

## 自己都察觉不到的"寒"

患上寒证，体内的特定部位会感觉到很凉，这个可以很快察觉到。但是，寒证的症状不仅仅是这个。换言之，虚寒证状并非和怕冷画上等号。有些人一直认为"自己很热""体温偏高"，实际上却患有"隐性寒证"。正是这些连自己都察觉不到的"寒"，在一点点夺走我们的健康。

常见的"隐性寒证"的代表类型，就是身形微胖的人。由于肥胖的关系，人们往往不容易察觉到寒冷。那是因为体内囤积着大量的脂肪，导致体内的热量都聚集在了一起，于是患者本人就会感觉很热。这种类型的患者，往往缺乏寒冷的自觉性，总是感觉热，想要把身体冷却下来，整天将冷饮放在手边，一口气咕嘟咕嘟地喝下去。但是，这样做只会使病症更加恶化。这种不能察觉症状的状态，在健康层面上讲，是很危险的事。

还有的人很爱出汗，其实这也是身体虚寒的征兆。经常会冒出很多汗，是体内囤积了过多的水分所致。明明没做什么激烈运动，只稍微动一下便会流汗，比如有些人连吃饭都会冒汗，其实那并非是代谢良好的表现，而是身体在自动排出体内多余的水分，使身体变得温暖。就像过度紧张时会发冷及冒汗等一样，利用排出水分让体温上升，以对抗体内的压力。另外，容易出现水肿的人，也是体内囤积了过多水分的缘故。

还有一些人，身体呈两极化，即上身热、下身冷。出现这种情况的原因，主要是由于下焦（位于肚脐以下，包括肝、肾、小肠、大肠及膀胱）阳气太过虚弱，使得虚阳上浮，说白了就是下肢阴气盛，上肢阳气盛，所以肚脐以下阳虚阴盛。但从本质上来说，上热是假，下寒是真，归根结底还是属于体寒。我们常说，"头寒脚热"才是人体最理想的状态，但现在很多人上半身温度都比下半身要高，这正好与中医学主张的"头寒脚热"相反，与健康理论相悖。

此外，寒与年龄差异也有一定的关系。通常情况下，年轻的时候身体的末端寒，所以很多20多岁的年轻人总是脚部感觉到凉。这种寒是逐步递进的，到了30多岁以后，就反过来了，末端开始发热，手心和脚心都发热。再随着年龄的增长，寒就会慢慢地聚集到身体的中心部位，那里有子宫和膀胱。过了50多岁，膀胱症状就会出现，尿会变得越来越少，相应地也会出现其他一些异常。

综上所述,人体内部"寒"的表现并不是单一的,很多时候"寒"恰恰是通过"热"表现出来的。如果我们意识不到这些"隐性寒证"的存在而不进行任何治疗的话,那可能会使身体的健康每况愈下,所以还请各位读者朋友对自己的身体多加注意!

 ## 寒病是怎样发生的

在现实生活中,因为体寒所致的病症越来越多。不管是感冒头痛、胃痛、腹泻、亚健康状态,还是被称为"文明病"的肥胖,抑或是被称为"心灵感冒"的抑郁症,所有这些疾病的根源都只有一个,那就是"体寒"或"低体温"。这些疾病也可被称为"寒病"或"低体温病"。

那么,体寒到底是如何导致人体产生不适症状或发生病变的呢?

### ※ 体温低,身体不能产热

通常情况下,身体产热是维持人体各项生命活动的前提。只有身体很好地生发热能,人体才能产生糖、氨基酸、游离脂肪酸等来分解我们吃下去的食物所含的营养物质。这些营养物质通过血液运送到人体的各个细胞去制造能量,相应地,各个细胞、器官和组织利用这些制造出来的能量再在体内生发出热能。如此循环下去,人体的生命活动才能维持。

而一旦身体寒冷,体温就会降低,身体生发热能的能力也随之减弱。这样一来,人体所必需的营养物质得不到分解,更无法运送到全身各处,就会引起各种不适症状。

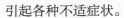 **※ 体温低，血液无法顺畅运行**

地球上所有的物体都具有冷到一定程度就凝固的特点，比如水，在气温低的前提下，它会变成冰；人的双手在外界气温很低的环境中，会被冻僵。血液也是如此。如果身体中积聚大量的寒气，血管就会变得僵硬，血液在里面的运行自然就变得不顺畅。

由此可见，体温和血液流动是密切相关的，简单来说，体寒＝血流不畅。

血流不畅了会怎样？自然是血液较易囤积在某一部位，这就是中医里所说的"瘀血"。因此，瘀血症状的出现，通常是血液运行不畅的信号。

大家知道，血液对人体有着非常重要的作用。除了上面提到的将各种营养物质运送到各个细胞和器官之外，它里面含有的激素、红细胞、白细胞等物质，也具有守护身体健康的功效。此外，血液将各个细胞排出的废物带到肾脏和肺部，再通过肾脏和肺部排出体外。这个废物排泄的过程，离开血液是无法进行的。

而血液一旦在体内运行不畅，它以上的各个功能就无法正常发挥。在这种情况下，人体发生病变，也就是很自然的事情了。

明白了体寒给身体带来疾病的道理，就应该懂得提升人体温度的重要性了。因为只有祛除了寒冷，身体变暖了，人体才能生发热能，血液才能顺畅运行，进而促进身体的健康。

# 第一章 暖女人与冷女人，健康更青睐哪一个

相对于男人来说，体寒往往更偏爱女人。然而，这种"偏爱"却是女性健康的大敌。

由于女人特殊的身体和生理特点，她们一生要经历月经、怀孕、生育、哺乳，一旦体内积聚寒气，身体的各种不适就会纷纷找上门来。

因此，暖女人与冷女人，健康青睐的永远是前者。

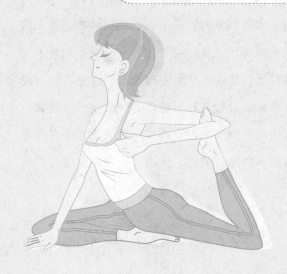

# 为什么女人比男人更容易体寒

很多女人都会感觉到手脚冰冷，而男人的手脚通常都比女人要温暖，为什么女人比男人更怕冷呢？

※ **先天体质决定**

中医认为："阳虚则外寒"。人体阳气衰微，气血不足，卫阳不固，不能温煦肌肉以抵抗外来寒邪的侵袭，故而怕冷。究其原因，女性先天体质为阴，清代医家在《医理辑要》一书中指出："要知易风为病者，表气素虚；易寒为病者，阳气素弱；易热为病者；阴气素衰……"说明女性阳气一向虚弱，容易出现怕冷畏寒或感受寒邪。

※ **缺铁**

女性怕冷的一个重要原因就是缺铁。生理学家和营养学家曾对两批各50名身穿游泳衣、分别在一个寒冷房间和一个冷水游泳池中发抖的妇女进行研究。他们发现，那些最怕冷的妇女大多数体内铁质不足。一旦给她们补充铁质，症状就会大大改善。

由此不难发现，体内铁元素缺乏，是女人耐寒能力较差的原因之一。的确，在妇女的一生中，因月经、妊娠、分娩等原因造成的失血或子宫肌瘤、子宫功能性出血引起的失血，都会使相当多的妇女损失大量铁质，形成冷寒症。营养学家指出，妇女应每日摄入18毫克的铁，但是大多数妇女没有达到这个要求，因而怕冷。

※ **甲状腺分泌不足**

女人怕冷还与体内甲状腺素水平降低有关。甲状腺素是由碘和酪氨酸为主要原料经甲状腺合成分泌的激素，具有产热效应，可增加机体热量；同时甲状腺素又能促使人体基础代谢率的提高，皮肤的血液循环加快，从而产生体热抵御寒冷。而女性的机体新陈代谢较低，使得甲状腺素的合成显著减少，造成机体御寒能力降低。

### ※　雌激素的含量高

女性因为体内雌激素的含量高，体内的热量容易转化成脂肪储存在皮下，新陈代谢较慢，热的合成作用大于分解作用，从而使体内热量释放较少。而且女性一般不太喜欢活动，热量的产生就会更少。由于运动量不足，往往会造成全身或局部循环不良，导致全身发冷，特别是手、足等末梢部位冷感更强烈。

### ※　血液较易凝滞

寒是血液循环恶化引起的，最经常表现的部位是手脚和下腹部。一般来说，手脚经常运动，而腹部的运动量很少，血液循环常会恶化。女性的下腹部有子宫和卵巢，其构造很复杂，血液更加容易停滞。这种血液的停滞更容易使身体变寒。

比如，很多女性朋友痛经都是体寒所致。每次月经的时候，子宫内膜就会脱落，和血液一起排出。为了下一次的排卵，又会补充新的血液。但由于堆积寒冷的子宫新陈代谢很迟钝，不供给新鲜的血液，旧的血液就会停滞，进而引发痛经。月经本来是自然地排出是没有疼痛的，行经时有疼痛感往往是血液停滞的信号。

### ※　对冷的反应敏感

女人比男人怕冷还因为女人皮肤里的"传感器"比男人身上的灵敏，会更快地把"冷"的信息传递到大脑。大脑接受到"冷"这个信息之后，会立即下令新陈代谢系统加速工作，接着命令血液循环系统退守到第二道防线，即从皮肤、四肢退守到躯干。这就是气温低时，人们感到手脚冰凉的缘故。

当气温下降到人体难以承受的程度时，人体会本能地做出过度的反应，即新陈代谢的过程会更快，血液循环退守的速度也更快。在这种情况下，男女之间的差别会更加明显。因为男人身上的肌肉比女人多，新陈代谢比女人更快；男人皮肤里的"传感器"比女人的迟钝，血液循环系统退守的速度比女人的慢得多。所以，这时男人身上仍然是热乎乎的，女人身上则是冷冰冰的。

 # 气血，让体寒更偏爱女性

气血是维持生命的源泉，《素问·调经论》说："人之所有者，血与气耳。"人体的气血如果运行不畅，或气血不足，则会直接导致体温下降。这也是为什么体寒偏爱女性的原因。因为女人由于特殊的身体和生理特点，更容易出现气血运行不畅或气血不足的现象。

※ "气"不好好工作，体内生寒

"气"在中医学上是个非常重要的概念，因为它被视为人体的生长发育、脏腑运转和体内物质运输、传递、排泄的基本推动能源，其主要作用是温养机体和抵御外邪的入侵，同时参与脏腑功能的新陈代谢。

当"气"不好好工作的时候，我们的身体就会生病。比如"气虚"，即人体内气的运动没有力量，气化功能随之减弱，体内营养物质的运输受到影响，也就不能有效温养机体。从阴阳角度来说，气属阳，气虚则阳不足，所以气虚的人往往容易感觉冷，还会出现自汗、头晕耳鸣、精神萎靡、疲倦无力、心悸气短、发育迟缓等症状。

再比如"气郁"或"气滞"，即气结聚或停滞在体内，不能通行周身，我们人体脏腑的运转，物质的运输和排泄同样也会出现一定程度的障碍。如胸闷憋气、手脚冰冷，其实就是气运行不畅所导致的。

由此可见，人体内"气"的运动发生异常，会直接导致身体寒冷，影响身体的健康。

### ※ "血"不好好工作，体内生寒

血有滋养全身的作用，它携带的营养成分是人体各组织器官进行生命活动的物质基础。血不好好工作，主要分两种情况：

1.血液运行不畅

前面在和大家谈"寒病是怎样发生的"这个问题的时候，曾提到体内寒气积聚会导致血液运行不畅，进而引发病变。其实，体寒与血液这二者的关系反过来也是成立的，即血液运行不畅，也是导致体内寒气积聚的一个因素。

血液运行不畅，比如体内有瘀血，这会导致体内血液循环的速度变慢，能量的新陈代谢变差，最终使体温降低。

2.血液不足

血对人体最重要的作用就是滋养，我们身体所有的器官，都需要血液带来的营养，如果血液不足了，肌体得不到有效的滋养，体内就能量不足，从而降低体温。所以血虚的人，往往畏寒怕冷，面色无华。

### ※ 从气与血的关系说体寒

在中医学上，气与血之间是相互协调、相互影响的关系。

气能生血，血的组成与生成过程离不开气和气化功能，气虚，则血的生成受到影响，导致血虚；气能行血，血的运行要依赖气的推动，气虚则血行缓慢、血行不利，导致血瘀。

血具有很高的营养和滋润作用，血要不断为气提供营养，使气发挥作用，血虚则气也虚。

总之，气血任何一方出现问题，都会影响对方，从而出现气血两虚、气滞血瘀、贫血等各种病症，引起体寒。

对女性而言，气血是其健康一生的根本，有人说"女人毛病多"，其实十之八九都出在气血的问题上。由于女人一生要经历月经、怀孕、生育、哺乳，会损耗大量的气血，所以很容易因为气血不足而体寒。

因此，对女人来说，调补气血是拥有一生幸福的养生之本。

 **下半身寒冷带来的健康隐患**

在中医里，人的腹部是人体的中心部位。中医看病，常常以手摸病人腹部进行诊察。现在，请你挺直腰部摸摸自己肚脐上下方的位置，是否发现下方比较凉呢？

肯定回答的女性朋友，一定手脚冰凉，患有月经不调、痛经等病症。

肚脐之下的部位冰凉，下半身也容易寒冷。对女性朋友而言，子宫和卵巢都在下半身，一旦受寒，很容易给女性带来各种健康隐患。

※ **宫寒**

宫寒，即子宫寒冷，是引发女性一系列健康问题的源头，主要表现在以下四个方面：

1.发胖：宫寒者的外形表现就是浑身发胖，并伴有气短乏力、失眠多梦等症状。由于子宫热量不足，为了维护自身的生理机能，脂肪就充当起"护宫使者"，子宫越冷身体就越需要囤积脂肪，从而引起发胖。

2.月经异常：经前小腹有坠胀感，并出现白带增多、腰酸或痛、两乳胀痛等现象，少数有反胃、作呕反应；行经腹痛，小腹发凉，月经色黑有血块，个别女性痛经达到难以忍受之程度。

3.宫寒不孕：由于寒暖是女性身体健康的晴雨表，子宫温暖，体内气血运行通畅，种下的"种子"就易发育成胎儿；如果子宫受寒，血气遇寒就会凝结，不但身体形貌不能保持，而且会引发不孕不育症。

4.其他子宫病变：近来，患有子宫肌瘤和子宫内膜异位症的女性日益增多。从中医的角度来说，这都是受到"寒"深深影响的疾病。由于寒，骨盆内的血液循环恶化，为子宫发生病变埋下了隐患。

※ **卵巢功能减弱**

冷寒症直接影响卵巢功能，如果下半身长期积聚寒气，卵巢功能就会逐渐减弱，女性的月经同样会受到影响，如出现月经紊乱，甚至无月经的症状。

现在我们说一说卵巢的寿命问题。从10多岁到30岁之前，女性的卵巢活跃地发挥功能。35岁以后，随着年龄增长卵巢功能逐渐减弱，从45岁到50多岁，妇女卵巢功能逐渐完全停止。所谓更年期就是卵巢功能完全停止、不分泌女性激素的时期。在这个时期一般妇女全身都容易出现不适，怕冷和发热都是其常见症状。

女性从35岁以后进入前更年期，年龄增长会给身体带来一些影响，但是15岁到35岁的女性出现经期紊乱和无月经，是不正常的状态。如果对这些异常听之任之，尽管年纪轻轻却会出现类似更年期的状态……因冷寒症导致月经失调、体温低的人可以说其身体已经和五六十岁的人差不多了。

虽然冷寒症导致的卵巢功能减弱并不会带来致命的危险，但是却会在很大程度上影响女性的受孕。所以，冷寒症不仅会给女性带来目前的身心痛苦，也影响到将来的生活，是不容忽视的重大问题。

 ## 谁偷走了你窈窕的身姿

从西医的观点来看，当人体摄取的热量超过消耗的热量时，肥胖就会随之而来。但事实上，即便是食量相同、做相同运动的不同的人，还是有人容易发胖而有人则不会。

这是为什么呢?

中医将肥胖分为"虚胖"与"实胖"两种症型。前者是指少肌肉、皮肤白、水肿、下肢肥胖的类型，后者则是指多肌肉、常便秘，脂肪容易囤积在腹部的类型。其实，现实生活中女性的肥胖类型，大多属于虚胖。这些虚胖患者其实就是前面我们讲到的"隐性寒证"的代表人群之一。虚胖是水分过多造成的，由于体内累积过多水分，造成身体虚寒。而体温一旦下降，就会降低新陈代谢，减少基础代谢（维持呼吸和血液循环、体温等生理活动所需最低限度热量），消耗的热量就会减少，剩余的热量就容易囤积在体内，导致体内脂肪无法充分燃烧，从而形成肥胖。

具体来说，人体体温下降1℃，基础代谢的速率就会下降12%。单纯计算的话，一个体温是36.5℃的人，和一个体温低了1℃的35.5℃的人相比，每天要多消耗836～2092焦耳的能源。即使是同样的饮食摄入，低体温的人在一个月内也会增加体重1~2千克！如果以年作为单位来计算的话，这个数字不是很让人恐惧吗？

另外，要说到这个基础代谢，我们的体内有一种叫作酵素的东西在运行，一般认为这个酵素要在正常体温保持在36~37℃的时候才能发挥作用。也就是说，在低体温的状态下，酵素的活动性会有所降低，当然也就不利于脂肪的燃烧，会容易发胖！再加上体质是一种单独活动的物体，原本组织的温度就低，体脂越多的人，体温也会随着变低，持续这样会导致恶性地循环下去。

由此看来，体温低与肥胖症的形成确有着密不可分的联系。这也往往能解释为什么很多女性朋友明明食量不大身体却莫名发胖的原因了。

换句话说，温暖身体使体温上升，就会提升新陈代谢，而这恰恰是保持苗条身材的关键。只要保持温暖的体温，就算你不加限制地大快朵颐，也能够把脂肪消耗掉，使身体瘦下去。此外，如果身体变得温暖了，体内的水分也更容易排出，因此臃肿的下半身和凸出的小腹，也很容易瘦下去。

现在很多的女性朋友为了苗条健美的身姿，都在拼着命地减肥。不少人由于懒得运动，为了省事就直接喝减肥茶、吃减肥药。有的人确实减掉了一些脂肪，但是却没有从根本上解决问题。从现代科学的角度来说，减肥药物的作用原理是有悖于生理学、有悖于健康的。脂肪虽然减掉了一点，但减肥药物所带来的副作用却使身体大受其害。

因此，从安全健康的角度考虑，体寒的女性要想彻底告别肥胖，拥有窈窕的身姿，还是应该从提高体温入手。

## 容颜不美，祸起寒气

　　爱美之心，人皆有之。为了拥有靓丽的肌肤，女性朋友们在化妆品上大把地花着钱，殊不知，化妆品只能改善肌肤外部，却无法深入肌理，彻底解决肌肤问题。事实上，肌肤是一面镜子，反映了内在机体的健康。其实，女人的肌肤存在这样或那样的问题，一个重要的原因就是体内积聚着大量的寒气。

### ※ 血液干净是美丽肌肤的根本

　　年轻美丽的肌肤离不开富有活力的细胞，而给肌肤细胞带去营养、水和氧气的，正是血液。如果血液被污染，则营养成分和水、氧气都无法送达肌肤细胞，肌肤细胞的陈年废物也无法被回收，从而导致新陈代谢缓慢，肌肤随之失去弹力，颜色变得暗沉，最终引发痤疮和斑点等问题。

　　引起血液污染的原因有很多，诸如饮食过量、精神压力、缺乏运动等，除此之外，还有一个最主要的原因，那就是寒证。这一点我们在前面已经和大家讲到过。因为身体变冷，会造成血管收缩，血液流动受阻，血液中的污垢发生沉淀，即形成血液污染。一个女人如果身体受寒，血液变得凝滞，无论花多少工夫对皮肤进行护理都不能使肌肤变得更漂亮，更无法从根本上解决一系列肌肤问题。

　　比如，有的女性脸色发黄，眼睛下面发黑，这是由于皮肤表面的血管积聚了大量垃圾导致血流受阻而引起的一种瘀血状态。

　　有的女性脸色发红，其实是血流不畅，身体下半身寒冷，血液都往上半身走，脸部血管里涨满了血所致。

湿疹、荨麻疹、过敏性皮炎等皮肤疾患，都是体内的陈年废物和多余水分通过皮肤排出的表现。因为人体内的血液一旦变得浑浊，就会导致内脏发生病变，而生病之前身体会将一部分废弃物质通过皮肤排出体外。

油性皮肤是皮脂腺分泌过多油脂所致，而皮脂腺之所以分泌出过多的油脂，是因为身体要将血液里的垃圾清除掉。

由此可见，要想使自己的肌肤红润饱满，如丝绸般柔滑，没有各种肌肤问题的困扰，就要祛除体内寒冷，保持血液的干净。

### ※ "水嫩肌肤"的误区

女性朋友们知道，如果肌肤所含水分十分充足，并且能活跃流动的话，肌肤就会呈现出"水嫩"的状态。但是，如果认为只要平时多喝水，就能使肌肤变得水嫩光滑，那就大错特错了。

人体细胞的水分分为两种，即细胞内液和细胞外液。前者是细胞本身所含的水分，后者则是细胞和细胞之间，肠胃之中，流出鼻水的副鼻腔和流出泪水的泪囊等部位所含的水分。而肌肤需要的水分是细胞内液，而不是细胞外液。

那怎样才能增加细胞内液呢？这需要我们平时多喝性温的饮品，以提升身体的温度。因为体温一升高，肠胃和细胞就会变得活跃，从而加速水分的吸收，然后通过血液为细胞补充足够的水分。

相反，如果平时经常喝性寒的饮品，体温就会降低，身体随之变得寒凉，肠胃和细胞的活动性减弱，无法很好地吸收水分，血液也就无法向细胞供给水分。而大量无法被吸收的水分停留在体内，积聚在细胞和细胞之间，或者在胃里长期停留，最终成为身体的废物。

　　通过以上的分析不难看出，平时即使大量喝下矿泉水，肌肤也不会随之变得水嫩，原因就在于矿泉水给身体补充的是"细胞外液"，而不是"细胞内液"。而只有喝温性饮品，才会在提升体温的基础上，使肌肤变得水嫩光滑。

## 第二章　向食物要温度，从内部温暖身体

我们每天都离不开一日三餐，从影响女性体寒的诸多因素来看，饮食是其中十分重要的一个方面。因此，注重饮食，向食物要温度，是温暖身体，打造暖体质的重要途径。

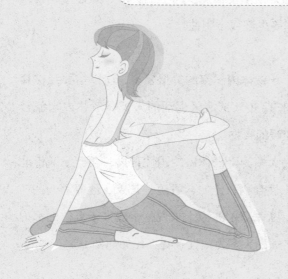

# 了解食物的阴阳之性

中医里有阴和阳之分，自然界里所有的东西都分为阴和阳两种。人体内循环着某种能量，温暖身体的能量就叫阳气，使身体寒的能量就叫阴气。食物也有阴和阳两种。阴性食物有使身体寒的作用，阳性食物有温暖身体的作用。在中医，使身体寒的食物叫寒食，温暖身体的食物叫热食。寒性体质的人，自然要食用能温暖身体的热食。

那么，我们如何区分食物的阴阳之性呢？

※ **看食物颜色**

通常而言，黑色、红色等暖色系的食物大多为阳性食物，而青色、绿色、白色等冷色系的食物大多为阴性食物。

比如，羊肉、牛肉为红色，为阳性食物。同为芝麻，黑芝麻的阳性较强，而白芝麻虽然也是阳性食物，但阳性偏弱。绿色的黄瓜、豆芽等食物为阴性，白色的牛奶、豆腐、白糖等也都属于阴性。

※ **看食物产地**

在热带地区长期生活的人，一般体内积聚的热量较多，所以需要经常食用使身体变凉的食物。相反，长期在寒带地区生活的人，一般体内寒气较重，所以需要经常食用使身体变暖的食物。

因此，产于热带地区的食物大多为降低体温的阴性食物，而产于寒带地区的食物则大多是提升体温的阳性食物。比如，香蕉、芒果、菠萝等一些产自南方的水果，都为阴性食物。从季节的寒凉上来说，一般产于夏季的都为阴性食物，比如西瓜；产于秋冬季的大多为阳性食物，比如胡萝卜。

※ **看食物所含水分**

中医认为，阳主火，阴主水。含水分多的食物偏阴，干燥的、晒干的食物则更偏阳。同样是萝卜，白萝卜水分多，胡萝卜比较干，所以白萝卜属阴，胡萝卜属阳。同一种食物，鲜品比干品偏阴。新鲜的香菇属阴，晒干的香菇属阳。

※ **看食物含盐量**

食物的含盐量也是判断其阴阳属性的一个标准。一般来说，梅干、酱油、酱菜、各种干货等，都是含盐量较大的阳性食物。

近来有人认为现代人摄入盐分过多，必须要控制食盐用量。的确，如果盐分摄取过多，很容易引起高血压和脑卒中，但如果因此而禁止自己吃盐，将会导致体寒。合理来说，控制过量即可，适度摄入盐分是提升体温所必需的。

除了阳性食物和阴性食物，还有一类既不属阳性也不属阴性的食物，我们将其称为"中性食物"。体寒人群在食用这类食物的时候，就没有必要刻意有所偏好了。

---

**健康小贴士**

## 常见食物的阴阳属性

1.水果类

阴性：西瓜、杨桃、奇异果、香瓜、柚子、李子、梨子、草莓、香蕉、葡萄柚、凤梨、椰子、柠檬等。

中性：枇杷、葡萄、苹果、桃子、甘蔗、释迦、菠萝蜜、无花果、木瓜、枣、番石榴、椰橙、杏仁等。

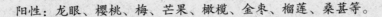

阳性：龙眼、樱桃、梅、芒果、橄榄、金枣、榴莲、桑葚等。

2.蔬菜类

阴性：芦荟、白萝卜、茭白、海带、紫菜、竹笋、菠菜、莴苣、丝瓜、黄瓜、冬瓜、苦瓜、茄子、绿豆芽、黄豆芽、白菜、苋菜、油菜、包心菜、芥菜、荠菜、枸杞叶、芥蓝菜、芹菜、空心菜、荸荠、番茄（微凉）等。

中性：甘薯、土豆、莲藕、蚕豆（鲜）、豌豆（鲜）、菱角、胡萝卜、四季豆、金针菇、木耳等。

阳性：南瓜、葱、姜、蒜、辣椒、韭菜、洋葱、元荽、茴香等。

3.动物性食品

阴性：鸭肉（蛋）、田鸡、田螺、螃蟹、鳖、蛤、蚌、海蜇、牛乳等。

中性：鸡肉（蛋）、鸽、鲈鱼、鲳鱼、泥鳅、鲍鱼、乌鱼、海参、羊乳、鲫鱼等。

阳性：牛、羊、犬、鹅蛋、乌骨鸡、鳗鱼、鲤鱼、鳝鱼、鲢鱼、草鱼、海虾、白带鱼等。

4.粮豆类

阴性：小米、荞麦、大麦、绿豆、豆腐、豆浆等。

中性：糯米、粳米、玉米、黄豆、黑豆、豌豆、赤小豆等。

阳性：面粉、荞麦、豆油、酒、醋等。

5.药食两用

阴性：菊花、决明子、薄荷、人参须、西洋参、苦茶等。

中性：蜂蜜、山药、莲子、白木耳、芝麻、百合、山楂、枸杞子等。

阳性：酒、醋、栗子、核桃、当归、人参、黄芪等。

# 调和阴阳，驱寒保暖

如前所述，对于寒性体质的女性朋友来说，阳性食物自然是最佳选择，而阴性食物自然不适合吃。那么，是不是我们只吃阳性食物，而完全不吃阴性食物呢？

大家知道，人体只有保持阳气和阴气的平衡才是最健康的状态。如果只吃阳性食物，那人体对于阴性食物就会失去抵抗力。由此看来，即便自己是寒性体质，如果一味地只吃阳性食物而拒绝阴性食物，那也是有悖健康之道的。

那么，我们在饮食上怎样做才能不违背阴阳平衡之道呢？

※ **阴阳食材搭配在一起吃**

简单来说，要保持阴阳的平衡、寒温的平衡，把阴和阳的食材搭配在一起吃是最理想的饮食方法。比如，很多女性朋友都喜欢喝咖啡，而咖啡是阴性饮品，如果我们在冲泡咖啡的时候在里面加上提升体温效果极佳的桂皮，那就可以中和咖啡的寒性。

※ **加热能使寒性食物接近温性**

自然界的动物只懂得吃原生态的食物，而人是无比聪明的生物，独创烹调之道。从中医的角度来说，烹调的作用就是调和阴阳。因为烹调不外乎水火，而火为阳。用火把食物做熟，就可以给它增加阳性的特质，减弱它原有的阴性。这是烹调的基本作用。

除了用火，做菜还会用到各种调料。实际上，这也是调和食物阴阳的手段。通过添加不同性质的调料，我们就可以改善食物的阴阳性质，使它们更适合我们的体质。

因此，寒性体质的女性朋友，平时尽量少生吃食物，而是将其加热了再吃。现在流行的喝果蔬汁的保健疗法，提倡蔬菜要吃生的，打成汁大量地喝，其实对体内有寒的女性朋友来说，这是有悖健康之道的。

 # 辨清茶性，喝出健康

茶是国饮，当今很多人都喜爱喝茶。但茶性有寒温之分，唯有依据自己的体质特征选择适合自己的茶，才能喝出健康。

常见的茶叶主要分为绿茶、青茶（包括乌龙茶、铁观音、大红袍）、红茶、黑茶（普洱茶）等几大类。一般绿茶和青茶中的铁观音由于发酵程度较低，属于凉性的茶；青茶中的乌龙茶、大红袍属于中性茶，而红茶、普洱茶（普洱熟茶）属于温性茶。

对于体质偏寒的女性朋友来说，红茶和普洱茶自然是最佳的选择。

### ※ 暖胃驱寒的红茶

红茶是温性的，具有暖胃驱寒的功效。这是因为红茶是经过发酵烘制而成的，茶多酚在氧化酶的作用下发生酶促氧化反应，含量减少，对胃部的刺激性就随之减小了。所以，红茶不仅不会伤胃，反而能够养胃，非常适合胃寒的女性朋友饮用。

### ※ 温性减脂的普洱茶

普洱茶有生茶和熟茶两种，普洱茶生茶没有经过发酵，具有刺激性，相对性属凉，而普洱熟茶经过发酵后，茶性温和，适合体寒人群饮用。

此外，普洱茶具有一定的减肥功效，早在《本草纲目》中就有"普洱茶味苦性刻，解油腻牛羊毒……刮肠通泄"的记载。现代的许多医学实验证明，持之以恒地喝普洱茶能降低血脂达30%（视个体而不同）。

总之，普洱茶温热的特性，再加上其减脂的功效，使其成为现代很多都市女性所青睐的茶品。

除了温性的红茶和普洱茶，体寒的女性朋友也可以选择中性的乌龙茶。但出于个人爱好和其他保健原则的考虑，不少女性朋友也喜欢喝绿茶和青茶。比如，由于绿茶具有防辐射的功效，现代都市很多长时间面对电脑的女性都选择喝绿茶，但绿茶性寒凉，喝多了会加重寒气，导致疾病入侵。这种情况下，建议大家不妨在茶里泡上三五枚红枣，以缓解绿茶的寒性。

此外，女性朋友喝茶还要注意的是，茶要温着喝。有不少人喜欢泡上一杯茶晾着，等口渴了端起来一饮而尽，喝的时候茶已凉凉，倒是不烫嘴，但这种喝法并不科学。通常情况下，茶的温度最好是35～40℃，以稍高于腹温为宜。

# 饭吃对了，身体就暖了

我们的生活中每天都离不开一日三餐，可正是这看似再平常不过的事情，往往会成为引发寒证的元凶。

### ※ 不好好吃饭，加速寒证的恶化

大家知道，我们的身体要维持基本的生命活动离不开营养。所以，一旦营养不足了，即人体摄入的食物总量不足以供应人体的需要，人体就缺乏足够的能量来维持正常体温和各项正常的生理活动来维持体温，身体就会觉得寒冷，内寒便产生了。

1.不吃早餐，身体会发冷

生活中很多人早上起来为了上班赶时间，常常不吃早饭。而不吃早饭，身体就不能产生热量，到了中午，身体就会发冷。一天不吃早饭，两天不吃早饭……长此以往，就会形成寒证体质的恶性循环。

因此，早餐是一定要吃的，而且要吃好。

蔬菜和鸡蛋汤含有丰富的维生素和蛋白质，营养搭配平衡。热的饮料也会让身体发热，但是缺乏营养，所以不妨用一碗热乎乎的浓汤来抵御早晨寒冷的。

另外，早饭没吃好的女性，一定要在上午注意给身体补充能量，不妨喝一杯生姜红茶：把生姜片放入红茶中，用开水冲泡，一杯可以促进身体新陈代谢的姜茶就调好了。除了姜茶以外，还可以吃一些以果仁为食材做成的糕点，因为果仁中富含维生素E，能够疏通血管，促进血液循环，以达到暖身的目的。

2.节食，会让消化之火减弱

很多女性为了减肥，拥有苗条的身材，纷纷走上了节食这条路。殊不知，节食在健康上是非常危险的行为，使体内慢慢积聚寒冷。这是因为节食会导致人体消化之火极度减弱。

打个简单的比方，消化力就好像是暖炉中的火，如果你总不往里面添柴，那暖炉的火就会逐渐减弱。消化力也是同样的道理，如果每天都吃得很少，消化力就会变得越来越弱。而消化力减弱了，吃进身体的食物不易消化，身体得不到有效的滋养，自然会降低体温，引发寒证。

※ 饭吃得"太好"了，寒证也找上门来

现在人们生活水平提高了，不少人在饮食上倾向于选择肉类或高脂肪以及较为精致、甜腻的食物。相对于营养不足，这可以说是吃得"太好"了，殊不知，这也会导致寒证的发生。

中医学将高蛋白、高热量的食物都归为"肥甘厚味"，过度食用这类食物，由于它们不能完全被人体消化吸收，就会蓄积在体内成为脂肪。中医认为脂肪是痰湿邪气，属于阴邪，在体内蓄积太久无法消化就会阻碍阳气的运行并消耗人体的阳气，长此以往，就会导致人体阳气不足而转变为阴寒体质。

此外，高能量、高蛋白的食物被人体摄入后，人体的脾胃不能完全消化吸收，囤积在脾胃及肠道中的食物自然就阻碍了阳气的运行，也阻碍了正常的脾胃运化功能。脾胃为气血生化之源，因此，势必会导致气血生成不足，也就不能温养肌肉骨骼以及五脏六腑，因此，整个人体得不到足够的营养，自然体温降低，不能耐受外界的寒邪刺激，转化为阴寒体质了。而这种阴寒体质进一步削弱了脾胃的运化功能，加剧了这种饮食停留状态，从而导致新一轮的阴寒内生，如此不断，人体内外均受到阴寒邪气的危害，也就进入了恶性循环的状态了。

由此可见，不管是营养不足，还是营养过剩，都可能成为体内生寒的原因。正所谓凡事都要讲究个"度"，吃得太少太瘦了不行，吃得太好太胖了也不行，这其中蕴含的养生智慧，值得我们好好体会。

# 红肉最受女人宠爱

从肉的颜色倾向度来讲，肉分为两类：红肉和白肉。所谓红肉，大部分中国人最熟悉也吃得最多的是猪肉，其他例如牛肉、羊肉等哺乳类动物的肉也属于红肉；而白肉则主要是家禽类肉，如鸡、鸭等和水里面的动物，如各类鱼、虾等。

由于红肉脂肪含量较高，再加上受其他饮食观念的影响，很多人，特别是热衷于减肥的女性朋友都将红肉关在了自己日常的饮食范围之外。其实，红肉最受女性宠爱，特别是对体寒的女性更是如此。

## ※ 红肉中铁含量较高

铁是生命活动必需的微量元素，更是造血不可缺少的无机盐原料。女性体内铁元素缺乏会导致机体各组织缺血缺氧，血液循环、新陈代谢紊乱，血液供应不足则人体产生热量不够而怕冷。

女性对铁的正常需要量为18毫克/日，但大多数妇女每日从饮食中摄入的铁质低于该标准。而且，每月行经会生理损失相当多的铁质，妊娠、哺乳对铁的消耗大为增加，往往难以得到及时补充，因此，缺铁是妇女很普遍的一种营养缺乏症。

而红肉中铁含量丰富，拿牛肉来说，牛肉中的含铁量是鸡肉的2.5倍。牛肉中含的铁，叫血红素铁（Heme Iron），它比在蔬菜中的非血红素铁（Non Heme Iron）更易被机体吸收3~5倍。换句话说，深绿色蔬菜中的铁质，机体吸收低于10%，而在红肉中的铁却能被机体吸收30%。可见，红肉中铁元素不仅丰富，而且较易被人体吸收。

## ※ 红肉是锌的最好来源

猪肉、牛肉等红肉是微量元素锌的最好来源。牛肉中的锌含量要比鸡肉中的锌含量高出3倍。而在女性身上，大概有100多种生化酶是以锌作为它们主要的组成成分的。锌对机体蛋白质的合成、维生素的代谢、正常的生长发育、愈合伤口及性器官的发育起着关键性的作用。锌同时还帮助机体清除二氧化碳、帮助糖类的代谢，并以此来供给能量。不仅如此，锌还是胰岛素的一个组成部分。锌还帮助消化，帮助降低压力激素，并在机体许多代谢生化反应中起主要作用。

由以上分析不难看出，红肉对女性身体的健康起着重要作用。有研究证明，缺铁的女性在补充适量铁之后，她们的体能、情绪和注意力集中程度都有所改善。因此，女性应在日常饮食中适当吃些红肉，以满足身体对铁与锌等营养物质的需求。

**健康小贴士**

1.在家做红肉时，可以先将红肉略煮，然后放入冰箱冷冻至白色的脂肪凝固，然后将白脂去除，重新烹调，可极大降低脂肪的摄入。

2.吃红肉时搭配粗粮，能降低胆固醇，丰富的膳食纤维还能增加肠蠕动，帮助及时排出有害物质。

# 垃圾不除，身体不暖

前面和大家说过，体温低，血液的运行就会受到影响。相应地，体内血液运行顺畅，体温就能得到有效提升。然而，如果体内存有大量垃圾，那么，血液的流通就不会顺畅。这样一来，有效提升体温也就不大可能了。因此，要想使血液顺畅流通，使身体变暖，清除体内的垃圾是重中之重。

人体排出体内垃圾的途径主要有三种，即出汗、排便和呼吸。

※ **出汗**

运动和洗浴是促使人体发汗的最好办法，相关内容我们会分别在第三章和第四章给大家详细介绍，这里就不再赘述。

※ **排便**

排便，可以说是人体排出体内废物的最主要的途径。而能促进排便的方法有很多，这里我们重点从日常饮食上来给大家进行详细介绍。

1.多吃含纤维丰富的食物

富含纤维的食物，已经被人们视为对抗便秘的首选。这是因为纤维基本不被消化吸收，因而成为形成粪便的原料，且其有吸收水分的性质，可使粪便含水量增加、便量增多，粪便变软。

有一个很有趣的报告：住在农村的乌干达人，充足摄取含纤维丰富的食品，便量约470克，从进食到排便的时间为3~5小时。与此相对，以精制肉食、含纤维素少的食物为主的英国人，便量为107克，进食到排便的时间需6~9小时。也就是说英国人比乌干达人排便时间多一倍，便量是后者的1/4。

含纤维丰富的食物主要有燕麦片、大麦、玉米、荞麦面、各种豆类、红薯、芹菜、竹笋、芦笋等。但这里要提醒各位女性朋友的是，由于这类食物大多不易消化，所以肠胃功能较弱者尽量不要多吃。

2.其他具有排便功效的食物

除了以上我们所说的粗纤维食物外，这里再给各位介绍几种排便功效较为明显的食物。

（1）海带：含有丰富的碘，碘化物被人体吸收后，能加速病变和炎症渗出物的排除，有降血压、防止动脉硬化、促进有害物质排泄的作用。同时，海带表面上有一层略带甜味的白色粉末，是极具医疗价值的甘露醇，具有良好的利尿作用，可以治疗药物中毒、水肿等症。

（2）黄瓜：含有丙醇二酸、葫芦素、柔软的细纤维等成分，是难得的排毒养颜食品，它所含的黄瓜酸，能促进人体的新陈代谢，排出毒素。

（3）胡萝卜：不仅含有丰富的β-胡萝卜素，而且含有大量的维生素A和果胶，与体内的汞离子结合之后，能有效降低血液中汞离子的浓度，加速体内汞离子的排出。

（4）动物血：如鸡、鸭、鹅、猪血，其中尤以猪血为好，由于血中的血浆蛋白经过人体胃酸和消化液中酶分解后，能产生一种解毒和滑肠物质，可与入侵肠道的粉尘、有害金属微粒发生化学反应，使其成为不易为人体所吸收的废物而排出体外。

（5）薏米：薏米可促进体内血液循环、水分代谢，发挥利尿消肿的效果，有助于改善水肿型肥胖。薏米水是不错的排毒方法，直接将薏米用开水煮烂后，按个人口味添加少许的糖，是美白肌肤的天然保养品。

※ 呼吸

呼吸也是人体排出体内废物的有效途径，相关内容我们会在第六章给大家详细介绍，这里就不再赘述。

# 四物汤，帮女人打造暖体质

我们知道，在女性的一生中，因月经、妊娠、分娩等原因造成的失血，或子宫肌瘤、子宫功能性出血引起的失血，都会使相当多的女性损失大量的铁质，导致体质越来越寒凉虚弱，所以补血尤其重要。四物汤是女性日常补气血的好汤药，更是提升体温、打造暖体质的有效保养品。

※ **四物汤的四大主角**

1.当归：具有补血调经、泽颜润肤的功效，在保护女性健康方面扮演着极其重要的角色。

2.熟地：具有补血滋阴的功效，可用于防治女性血虚萎黄、眩晕、心悸失眠、月经不调等症。与当归配伍还能增强当归的补血、活血疗效。

3.川芎：为妇科主药，同时还可治疗头痛，还能影响内分泌系统，减轻乳房不适、心情焦虑及沮丧等经前症状。

4.白芍：具有养血柔肝的功效，对月经不调有着很好的疗效。

※ **四物汤的做法**

1.加水煎煮

原料：当归9克，熟地12克，川芎6克，白芍9克，黄酒、红糖适量。

做法：将上述4味药材分别用清水洗净，然后放入锅中，加入黄酒，再加4碗清水煎煮。煮沸后，开小火继续煎煮，待只剩1碗水的量时，关火，调入红糖，即可饮用。

饮法：早晚空腹饮用。月经结束后，连续喝7天。

2.加肉做药膳

原料：当归9克，熟地12克，川芎6克，白芍9克，鸡肉500克。

做法：将当归、川芎、白芍、熟地洗净后装入过滤纱袋中，与鸡肉一起放入锅中，加水覆盖，先以大火烧至水开，后改小火慢炖，煮至鸡肉熟透后起锅。

吃法：吃肉喝汤。

 # 核桃仁，补血养气又暖肾

核桃仁有"长寿果"之称，现代医学认为，核桃仁含脂肪达40%以上，且主要是不饱和脂肪酸，能降低胆固醇、防治动脉硬化和高血压。其富含的磷脂是构成人体细胞的重要原料，可增进细胞活性，促进造血功能，增进食欲。此外，它还含有丰富的糖类，产热量高，可增加机体热量，御寒保暖。

从食物之性上来说，中医认为核桃仁性温，有补血养气、补肾填精等良好功效，是体寒虚弱者的补养佳品。

核桃仁有多种吃法，可生吃，也可制成核桃粉、核桃仁蜜饯、核桃仁糕点和糖果。阳虚体质者有咳嗽、失眠、头晕、有痰喘等症状时，每天生吃30克核桃仁即可见效。此外，核桃仁与其他菜肴搭配炒食、制汤，还可温胃消食、补肾益肠。

以下就给女性朋友们介绍几款核桃仁的饮食药膳。

※ **核桃仁糖**

原料：核桃仁250克，黑芝麻250克，红糖500克。

做法：先将黑芝麻、核桃仁炒香备用。将红糖溶化后煮沸，再用文火煎熬至黏稠状，然后加入核桃仁和黑芝麻，搅拌均匀。再将瓷盘涂上一层薄薄的食用油，把搅拌好的成料倒入盘中摊平。待冷凉后切成小块，装瓶备用。每次吃3块，每日早晚各食1次。

功效：温补肾阳，适用于腰膝酸软、冷痛，头发早白，头昏耳鸣，心神不宁，记忆力减退等症。

※ **核桃酪**

原料：核桃仁150克，大米60克，小枣45克，白糖适量。

做法：核桃仁用开水稍泡片刻，用刀切碎，同淘净的大米用适量清水泡上。小枣洗净，上笼蒸熟，取出，去皮去核，也和核桃仁泡在一起。将核桃仁、大米、小枣一同用石磨磨成细浆，用洁布过滤去渣。锅洗净，上火，注入适量清水，把核桃仁浆倒入锅内，搅动，在即将烧开时，加入白糖（锅不能大开），待煮熟后即成。

功效：补肾助阳，养血补肺。可早晚当点心食用。

※ **核桃仁豌豆泥**

原料：鲜豌豆750克，核桃仁、藕粉各60克，白糖适量。

做法：将豌豆洗净、煮烂后，捣成细泥，去除皮渣。将藕粉加冷水调成稀糊状备用。用开水浸泡核桃仁10分钟后，用温油炸透，待冷凉后，切成细末。锅内加入适量的清水，煮沸后加入豌豆泥、白糖搅拌均匀。再继续煮开后缓缓倒入调好的藕粉，边倒边搅拌均匀。待煮成稀糊状，撒上核桃仁即可食用。

功效：补肾、润肠，适用于腰膝寒冷酸痛症。

※ **核桃仁炒韭菜**

原料：核桃仁60克，韭菜白250克，麻油30毫升，食盐适量。

做法：核桃仁用开水泡两分钟，撕去表皮。韭菜白洗净，切成3厘米长的段。炒锅烧热，倒入麻油，放入核桃仁翻炒至色黄，下韭菜白一起翻炒至熟，起锅时撒入食盐，炒匀后装盘即成。

功效：补肾强阳，温固肾气。

**健康小贴士**

1.因核桃仁含有较多脂肪，所以一次吃得太多，会影响消化。

2.吃核桃仁时，表面的褐色薄皮不要剥掉，这样会损失掉一部分营养。

# 体寒女性不可或缺的几种营养素

人体每天都必须补充足够的营养才能维持正常的生理活动，对于体寒女性来说，具有驱寒保暖功效的营养素是其不可或缺的。平时常吃一些富含这些营养素的食物，能达到保暖身体，预防疾病的目的。

※ **铁**

铁元素对于女性御寒来讲尤为重要，这一点我们在前面已经反复强调过。毫不夸张地说，补充铁元素，应该成为女性一生都要做的养生功课。

食物中含铁丰富的有动物肝脏、肾脏；其次瘦肉、蛋黄、鸡、鱼、虾和豆类。绿叶蔬菜中含铁较多的有苜蓿、菠菜、芹菜、油菜、苋菜、荠菜、黄花菜、番茄等。水果中以杏、桃、李、葡萄干、红枣、樱桃等含铁较多，干果有核桃，其他如海带、红糖、芝麻酱也含有铁。这些食物有利于促进人体代谢加快，分泌功能增强，可有效地改善畏寒现象。

### ※ 蛋氨酸

低温使人体尿液中肌酸的排出量增加，脂肪代谢加快。肌酸的合成及脂肪的代谢都需要甲基，这些甲基可由蛋氨酸来提供。蛋氨酸是人体必需的8种氨基酸之一，而富含氨基酸的食物包括芝麻、葵花子、叶类蔬菜等。此外对于女性朋友来说，不妨多吃点猪血。猪血中氨基酸比例与人体非常接近，且易吸收，适合女性食用。

### ※ 钙

医学研究证明，怕冷与饮食中无机盐缺乏有关，尤其是缺钙，会影响心肌、血管及肌肉的伸缩性和兴奋性。因此，冬季不妨多吃点牛奶、豆制品、虾皮等富含钙质的食物。此外，胡萝卜、地瓜、莲藕、大葱、土豆等根茎类蔬菜中含有大量无机盐，经常食用也能增强人体的抗寒能力。

### ※ 维生素

低温会加速体内维生素的代谢，饮食中应及时补充。如维生素A能增强人体耐寒能力；维生素C可提高人体对寒冷的适应能力。因此，冬季应适当增加动物肝脏、胡萝卜、南瓜等富含维生素A的食物及新鲜蔬菜、水果等富含维生素C的食物的摄入量。

### ※ 碘

前面和大家说过，人体甲状腺可分泌一种叫甲状腺素的激素，具有产热效应。甲状腺素分泌减少，会直接导致体寒。而甲状腺素由碘和酪氨酸组成，酪氨酸可由体内合成，碘却必须依靠"外援"。因此，冬季应适当多吃点海带、紫菜、贝壳类等含碘丰富的食物。

 ## 荔枝，补阳气、温脏腑

提起荔枝许多人会想到唐代的两句名诗："一骑红尘妃子笑，无人知是荔枝来。"杨玉环喜爱吃鲜荔枝，唐明皇为此不惜动用战争时启用的驿道。自此以后，荔枝就有了"妃子笑"的名称。后人都知道杨玉环"肤如凝脂"，这当然不能说全依赖于荔枝补养，但可以肯定的是与常吃荔枝有很大关系。其实，荔枝不仅能美容驻颜，更具药用价值，适合阳虚体质者食用。

中医认为，荔枝味甘、酸，性温，入心、脾、肝经，其果肉有温中止痛、补血理气、健脾补肝、补心安神的功效，其核则能温补气血、暖脾胃。《玉楸药解》中说荔枝："甘温滋润，最益脾肝精血，阳败血寒，最宜此味。"

每年夏天的七八月份是荔枝盛产的季节，体寒怕冷的女性要趁此机会多食鲜嫩的荔枝补阳气、温脏腑。除了直接食用外，荔枝还可以作为食材做成药膳，温补身体的效果十分显著。比如荔枝鱿鱼卷：取鱿鱼100克，荔枝100克，葱白、泡椒各30克，猪油、香油各20毫升，盐、味精适量。先将荔枝榨汁备用，炒锅热后下猪油，烧至七成热时下鱿鱼片，待鱿鱼卷缩时，下葱白、泡椒炒匀。然后放入荔枝汁，翻炒5分钟。最后加入香油、盐、味精炒匀起锅即成。鱿鱼虽然是寒性食物，可是与荔枝搭配食用，同样有补肝养心、温身滋阴、补虚润肤的功能，所以体寒者可以放心食用。

此外，荔枝还可以做成荔枝酒：取荔枝600克，冰糖150克，江米酒600毫升。先将荔枝洗净后完全晾干，然后去壳、去核。再以一层荔枝肉、一层冰糖的方式放入玻璃瓶中，倒入米酒后密封瓶口。置于阴凉处浸泡3个月，即可开封滤渣饮用。每天饮用15毫升。荔枝酒温阳滋阴，温养脾胃，是体寒女性的极佳饮品。

鲜荔枝还可以制成荔枝干：选果形圆整、肉厚核小、七八成熟的荔枝，放太阳下晾晒，每隔四五天进行一次翻面。20天后堆放在竹匾之类的容器里，用一层布（不能用保鲜膜或塑料制品）覆盖两三天即成。

把干荔枝当作茶材来泡茶，是最理想不过了，比如荔枝大枣茶：取10克干荔枝，10枚大枣，用水煎煮半小时，去渣取汁，代茶饮用。还可以将干荔枝和红茶一起用开水冲泡，简单易行。

## 健康小贴士

### 怎样在市场上挑选新鲜荔枝？

1.检查荔枝的外表。首先要检查带柄的部位有没有小洞以及蛀虫，一旦其中一个有蛀虫，那么其余几个多数也有蛀虫。其次，要检查荔枝外壳的龟裂片是否平坦、缝合线是否明显，如果都是，就说明该品种不错。通常外壳干硬的多数都是经过储藏的。最后，还要检查荔枝的外表有没有发霉发黑的痕迹。

2.检查荔枝的手感如何。用手触摸外壳，轻轻地按捏一下，一般而言，新鲜的荔枝的手感应该紧硬而且有弹性，稍微有些软但又不失弹性的，是相对而言比较成熟一些的。而那些又软又没有弹性的，或者是已经熟透了，或者是烂了。

3.检查荔枝的气味。凑到鼻尖闻一闻，新鲜的荔枝一般都有一种清香的味道，如果有酒味或是酸味等异常的味道，说明已经不是新鲜的荔枝了。

 # 家备生姜，吃出温暖来

民间有"朝含三片姜，不用开药方""冬有生姜，不怕风霜""家备小姜，小病不慌"等说法。感冒发烧时，很多人都会用生姜煮汤给患者喝，可以催汗，把寒气逼出体外。

生姜性温，吃过后，人会有身体发热的感觉，这是因为它能使血管扩张，血液循环加快，促使身上的毛孔张开，这样不但能把多余的热带走，同时还能把体内的病菌、寒气一同带出。在中医的150多个药方中，有75%都配有生姜，可见其巨大功效及广泛应用。

体寒的女性朋友，家中一定要常备生姜。除了在烹煮饮食中放入适量外，生姜还可用来泡茶。

※ **生姜红糖茶**

原料：生姜5克，红糖15克。

做法：生姜用清水洗净，捣烂，放入锅中，加入适量清水，用大火煮沸，然后放入红糖，调匀即可饮用。

功效：辛温解表，祛除寒气。

※ **生姜苏叶茶**

原料：生姜、苏叶各10克，红糖15克。

做法：生姜用清水洗净，捣烂；苏叶用清水洗净，与捣烂的生姜一同放入锅中，加适量清水煎煮。煮沸后，放入红糖，调匀即可饮用。

功效：祛风解表，温胃散寒。

※ **生姜红茶**

原料：生姜10克，红茶一茶匙，红糖适量。

做法：生姜用清水洗净，捣烂，放入锅中，加适量清水煎煮。煮沸后，放入红茶和红糖，调匀后即可饮用。

以上几种姜茶，女性朋友可经常饮用。口渴了，不妨喝一杯姜茶来取代喝凉开水或冷饮料。外出时也可以用保温杯装上生姜、红糖、红茶等原料随身带着，随时可以饮用。

另外，姜茶要趁热喝，虽然凉了之后效果不会改变，但就发汗效果来说还是趁热喝好。生姜、红糖、红茶都没有副作用，但一天之内饮用量最好不要超过6杯。

### 健康小贴士

在食用生姜或用生姜泡茶时，大家要注意以下几点：

1.腐烂的生姜千万不能吃。腐烂后的生姜会产生一种毒性很强的黄樟素。人若吃了这种毒素，即使量很少，也会引起肝细胞的中毒和变性。

2.新鲜的生姜效果更好。采收不久的新鲜生姜营养成分含量最丰富，要挑选茎块饱满肥厚、茎皮光滑无损伤的新鲜生姜。相反，外皮粗糙、皱缩枯萎的则表示不新鲜，营养成分也逊色。

3.尽量食用带皮生姜。生姜最好连皮一起吃。因为生姜的软皮下方富含精油，精油中的成分具有杀菌的作用。不过如果是放置太久的生姜，这种成分可能就已变质或消失。食用生姜皮前一定要仔细清洗干净，防止农药残留。

4.生姜的保存方法。保存生姜时，表面先保持干燥，然后用保鲜膜包起来，放到冰箱的蔬果室冷藏。10℃以下的环境，约可保存1个月。

# 红枣，女人补血驱寒的圣药

俗话说"日食三枣，郎中不用找""要想皮肤好，粥里加红枣"，红枣一直被人们奉为养生佳品，特别是对女性来说，更是如此。

红枣中富含铁，对防治月经性贫血和产后失血有重要作用，其效果通常是药物所不能比拟的。红枣中还含有大量的环磷酸腺苷，它能调节人体的新陈代谢，使新细胞迅速生成，老死细胞很快被消除，并能增强骨髓造血功能，增强血液中红细胞的含量。此外，红枣含糖量高，可以产生很多热量，可以改变体质寒冷的现状。因此，红枣是体寒女性的补养佳品。

红枣有鲜枣和干枣之分。一般来说，鲜枣维生素含量更丰富，但是它有时令性，不能常买到，而且多吃可能伤害消化功能。干枣虽然维生素含量下降，但铁含量升高，而且其营养更易吸收，更适合女性食用。这里给大家介绍几种干枣的食疗做法。

※ **紫苏生姜红枣汤**

原料：紫苏叶10克，红枣15枚，生姜适量。

做法：将鲜紫苏叶切成丝，然后与姜片、红枣一起放入盛有温水的砂锅里用大火煮，锅开以后改用小火炖30分钟。然后，将紫苏叶、红枣和姜片都捞出来，然后再把枣挑出来放回锅里继续用文火煮15分钟即可。

功效：暖胃散寒，促消化。

※ **桂枣山药汤**

原料：红枣12枚，山药约300克，桂圆肉2大匙，砂糖1/2杯。

做法：红枣泡软，山药去皮、切丁后，一同放入清水中烧开，煮至熟软，放入桂圆肉及砂糖调味。待桂圆肉已煮至散开，即可关火食用。

功效：补益气血，健脾暖胃。

※ **当归红枣粥**

原料：当归15克，红枣15枚，白糖20克，粳米50克。

做法：先将当归用温水浸泡片刻，然后锅中加入适量清水，放入当归煎煮，待水量剩一半时，去渣取汁，与粳米、红枣和白糖一同加水适量，煮至粥成。

功效：补血调经，活血止痛，润肠通便。

**健康小贴士**

1.服用大枣时，如用煎煮的方法，最好将大枣破开，分为3～5块，这样有利于有效成分的煎出，可增加药效2～3倍。

2.大枣味甘性温，食用过多会助湿生痰蕴热，有湿热痰热者不宜食用。

3.鲜枣进食过多可引起腹泻。

4.食枣后应及时漱口，否则易引起齿黄或龋齿。

# 常吃山药，暖手暖脚

山药的模样貌不惊人，土褐色的外皮，外形呈较细的圆柱状，肉白而坚，咀嚼时口感微酸发黏。不过"药不可貌相"，山药具有很高的药用价值，特别是对于阳气虚衰、气血不足的女性来说，山药具有益气养血暖手脚的作用。

中医认为，山药味甘、性平，不燥不腻，入肺、脾、肾经。常吃山药可益胃补肾、温补阳气。不少女性在身体遭受寒凉侵袭时，就容易腹痛、腹泻，这时山药就能发挥作用。煮食山药500克，分2～3次吃完，病痛就能有效缓解。

体寒怕冷的女性，应趁秋凉时加紧进补，以应对冬天的严寒天气。山药补而不热，温而不燥，最适合女性需要，常吃有益无害，每天吃山药100克左右，连续吃1～2个月，保证让你温暖一冬天。

山药可以蒸着吃，把山药洗干净放上蒸锅即可。吃的时候，不妨蘸点糖，吃一口真是嫩软清爽、满口留香。除了可以单吃以外，若能搭配其他具有补益气血的食材，效果就更好了，比如下面这两款药膳。

※ **山药乌鸡汤**

原料：乌鸡1只，桂圆20克，山药30克，红枣5枚，生姜、黄酒适量。

做法：乌鸡洗净切成块，山药清洗干净切斜块待用。乌鸡冷水下锅，待水沸时，去浮沫，下姜片、黄酒、红枣、桂园，小火煲约1小时。放入山药块，继续加盖小火煲20～30分钟，待山药绵软，即可加盐出锅。

功效：补气养血，适合气血不足的女性食用。

※ 桂圆山药羹

原料：桂圆15克，山药30克，大米100克。

做法：将大米淘洗干净与桂圆肉、山药同入锅中，加适量冷水文火煮至烂熟，根据个人口味调味后食用，每天1次。

功效：健脾、益气、养血，适用于气虚、血虚的症状，对于促进血液循环，改善手脚冰凉症状大有好处。

此外，山药最大的特点是能够供给人体大量的黏液蛋白。这是一种多糖蛋白质，对人体有特殊的保健作用，能预防心血管系统的脂肪沉积，保持血管的弹性，减少皮下脂肪沉积，避免出现肥胖。所以，山药对女性而言，还是一种非常理想的减肥健美食品。

## 健康小贴士

山药质地细腻，味道香甜，不过，山药皮容易导致皮肤过敏，所以您在食用山药时要注意：

1.山药切片后需立即浸泡在盐水中，以防止氧化发黑。新鲜山药切开时会有黏液，极易滑刀伤手，可以先用清水加少许醋洗，这样可减少黏液。

2.新鲜山药切开时的黏液如不慎沾到手上，可以先用清水加少许醋洗。还可以用加热的方法促使它分解，如用火烤或用稍热的水淋洗，过一会就没事了。千万不要抓痒，抓到哪里痒到哪里。

## 水喝多了，小心水毒

我们知道，人的身体60%~65%是由水分构成的。即使什么都不吃，人体机能也能持续运转一周以上。但是，如果滴水不沾的话，最多能坚持三天就会气绝身亡。可见，水对人的身体是至关重要的。"多喝水"现在已经成为保持健康的要诀了。而现代美容观点也认为，水可以帮助身体将血液清理干净，多喝水能够美容。

然而，凡事都过犹不及，水分固然必不可少，但如果大量留存在体内，就会起到反作用，威胁到身体的健康。

有心的朋友一定会留意到，水具有使物体变冷的特点。比如，皮肤被烫伤以后，我们往往会用流水冲洗烫伤的部位，以达到降温的目的；发烧的时候，我们会想到用冰袋冷却……这些都很好地利用了水的降温作用。同样的道理，当人体内水分过多的时候，整个身体就会变冷，体温也随之下降，脏器的功能减退，排泄活动停滞，水分则会越积越多……进而形成恶性循环。恶性循环的结果，就产生了"水毒"。

此外，我们知道，体内的水分是通过运动变成汗和尿排出体外的。但现实生活中很多女性朋友缺乏运动，导致水分很难顺利完成代谢。特别是在一些气候潮湿的地区，多余的水分不能排出体外而堆积在体内，进而造成体温下降，引起体寒。

在现代生活条件下，体内因存有"水毒"而导致体寒的女性并不在少数。有些女性朋友虽然没有大量喝矿泉水，但也经常喝茶或吃水果，摄入的水分比男性要多。水分多了，身体自然会出现一些不适症状，比如频繁地流鼻涕和吐痰就是从身体里排出多余的水分，去除寒冷的反应。此外，很多疾病，比如头痛、耳鸣、目眩、风湿病等，都是由于水的代谢不够顺畅，停滞在体内引起的。

怎么判断自己体内是否水分过量，存在"水毒"呢？这里给大家提供一个简单易行的检测方法。

在床上仰卧，用四根手指的指尖轻轻敲击肚脐的周围，如果能听到肚子里发出叽里咕噜的声音（这种声音被称为"振水音"），那就说明您的胃里有积水，相应地也一定会有胃寒的症状，如腹痛、腹泻等。

此外，大家也可以依据图中列出的项目进行对照，看看自己体内是否积聚"水毒"。

检查水分的补充（在符合你的项的前边（　）里打上"√"）

（　　）常常喝冰冻饮料

（　　）外出时总是自带瓶装的白开水

（　　）每天最少喝3杯咖啡或茶

（　　）每晚睡觉之前或第二天早上醒来都会喝1杯水

（　　）每天至少喝1升矿泉水

（　　）喜欢吃并且经常吃多汁的水果

（　　）喜欢喝啤酒和酸味饮料

（　　）总是感到口渴

符合以上三项以上的人可能属于水分摄入过多。

明白了水分过量和体寒之间的关系，各位女性朋友就应该刻意抑制饮水量了。

通常情况下，一个健康的成年人每天约需要2.5升水，我们只需摄取身体必要的量即可。那些习惯了饮水多的朋友，不妨改变一口气喝水的方法，喝一口至两口，停顿一会儿，第三口后再稍稍停顿一会儿。有了这样的过渡，就能控制喝进去的量了。

此外，不同的个体对水的需求不同，也不能一概而论，还要就出汗和锻炼的强度适当增加饮水量。

 ## 花椒，温阳驱寒的纯阳之物

一提起花椒，大家普遍都会和调味品联系起来。其实，花椒对我们的价值，要远远超过一种简单的调味品。

在中医学中，花椒具有十分显著的药用价值：性热，入脾、胃、肺、肾经，有温中散寒、除湿、止痛、开胃健脾、补肺补肾的功效。医家李时珍也对花椒推崇备至，认为："椒，纯阳之物，乃手足太阳，右肾命门气门之药……故能入肺散寒，治咳嗽；入脾除湿，治风寒湿痹，水肿泻痢；入右肾补火，治阳衰溲数，足弱久痢之症。"

对体寒的女性而言，花椒无疑是一味温阳驱寒的良药。

花椒适合做菜的时候食用，如炒菜时可以煸炸，腌制肉类食物或制作糕点时都可加入一些，吃火锅的时候更是必不可少的。体寒的朋友在烹调绿豆芽、白萝卜、冬瓜、苦瓜、莴苣、竹笋、海带、螃蟹、菠菜等凉性或寒性蔬菜或肉类食物时，最好都放些花椒，既能调味，又能温阳驱寒，有事半功倍的效果。

有的朋友不习惯花椒那股麻味儿，这里给大家推荐一个方法：您在炒菜的时候，先不要放油，在锅里放几粒花椒，开小火，把花椒干焙一下，等花椒的香味出来了，再放油，还是开小火，把花椒稍微炸一下。然后，用漏勺把花椒捞出来。留下油，再开大火炒菜。这样炒出来的菜，吃不出麻味，又比平常的做法增添了香味。

除了用作调料外，花椒可以用来熬粥：取花椒5克，粳米50克。先将花椒水煎后取浓汁，待粳米熬煮至粥状时加入花椒汁煮5分钟即可。花椒粥温养脾胃、消食散寒、止泻去冷痛。平时常因为腹部着凉而腹泻、腹痛的女性朋友，不妨多喝花椒粥，当作是日常调养。如果腹痛、腹泻来得急，又没有时间去熬粥，您可以取7粒花椒，加一碗水煮几分钟，放点儿红糖，喝下去，对缓解病痛有明显的效果。

喜欢喝茶的朋友，也可以在泡茶的时候放几粒花椒，能起到补阳气、温里散寒、活血通络、开胃止痛的作用。

**健康小贴士**

花椒可以制成花椒水：抓一把花椒用纱布包好放到锅里用水烧开后即成。用花椒水泡脚可以驱寒，也能防止脚臭、脚汗、脚气。

 # 女人，小零食吃出暖身体

爱吃零食是女人的天性，但因此而引起的身体不适又往往成为她们的梦魇。对体寒女性来说，选择食用适合自己体质的零食，这种矛盾就可以迎刃而解。

这里给大家介绍几种适合体寒女性食用的零食。

※ **烤地瓜、地瓜干等地瓜零食**

《本草纲目》记载："……地瓜可以补充脾、胃，促进血液循环，温暖胃，使五脏发达……"也就是说，地瓜能强化以胃为首的消化器官，给身体补充元气，促进血液循环，对于寒证和贫血的人都有效果。

此外，地瓜中富含食物纤维，而食物纤维是具有很强的通便作用。地瓜经过蒸煮后，部分淀粉发生变化，与生食相比可增加40%左右的食物纤维。食物纤维的增加，可有效刺激肠道，促进排便。体内垃圾清除了，血液流通就顺畅，身体自然也会逐渐变暖。

※ **栗子**

栗子是糖类含量较高的干果品种，能供给人体较多的热能，并能帮助脂肪代谢，有效防治体寒证状。

每到栗子上市的时节，街边的糖炒栗子就非常诱人。正规的糖炒栗子应该用麦芽糖和精制植物油来炒炙，但有些小贩炒栗子时添加的是工业石蜡和糖精钠等甜味剂来炒炙。所以，吃栗子最安全的方法就是在超市买生栗子然后回家自己煮着吃。

煮栗子的方法也很简单，先把栗子用清水洗干净，然后在每个栗子皮上都要用小刀划一个开口，这样不仅好熟，而且皮也好剥。接下来就是煮了：在锅中放入清水，把栗子倒进去（清水的量漫过栗子即可），中火慢慢煮。待栗子熟了，关火，焖5分钟即可。

※ **榛子**

在"四大坚果"中，榛子不仅被人们食用的历史最悠久，营养物质的含量也最高，有着"坚果之王"的称号。

榛子有补脾胃、益气力、明目的功效，对消渴、夜尿多等肺肾不足颇有益处，非常适合体虚怕冷、肝肾不足的女性食用。通常情况下，每次吃

20～30粒榛子仁为宜。如脾胃虚弱，食欲不振，经常腹泻，可选用榛子仁30克，陈皮9克，水煎服，每日3次。

### ※ 花生

花生在植物中有"长生果""植物肉""素中之荤"之称。多吃花生不仅可补充蛋白质，而且中医认为花生性味甘、平，可健脾和胃，益气止血，用于脾虚消瘦，食少乏力，气血不足，产后缺乳等症。

吃生花生时一般都是连着红衣一起吃，花生红衣可是个好东西。女性朋友，尤其是处于经期、孕期、产后和哺乳期的女性更应该常吃，对于养血、补血很有好处。

花生最常见的吃法是水煮和油炸，比较而言，水煮远远好于油炸。花生带壳煮或煮花生仁儿均可，可放少许盐、花椒、大料调味。水煮最能保住原有营养，且容易消化。

油炸花生虽然吃起来香，但破坏了花生富含的维生素。而且，花生本身含油量就不低，油炸会使脂肪含量更高，还容易上火，所以不建议大家吃油炸花生。

---

**健康小贴士**

栗子、榛子这类坚果因为富含植物油和蛋白质，所以往往不好消化，而且吃起来也容易觉得腻。所以，为了让坚果更有利于我们的健康，不妨在吃法上多下点功夫。比如，可以把果仁儿碾碎，做糕点时放进去，或者加在牛奶、酸奶、冰淇淋里，做成坚果乳、坚果奶等。另外，还可以用坚果仁儿的碎末做调味料，做菜、熬汤、煮粥的时候，撒上一些，既可以增加菜肴的香味，让人胃口大开，又可以吃上坚果，补充营养，可谓一举两得。

# 第三章　留心细节，爱上嘘寒问暖的生活

　　说到身体的养生保健，我们常常从大处着眼，却忽视了日常细节。其实，生活中的一点一滴中都有养生的大智慧。很多女性朋友之所以体寒，很大程度上就是因为平时没有做好身体的保暖工作。

　　所以，从今天起，爱惜自己，留心每一个细节，从每日嘘寒问暖的生活中，一点点积累身体的健康。

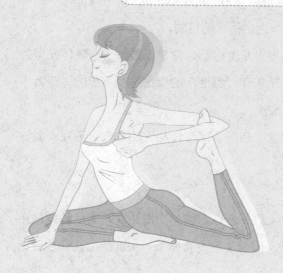

# 热从头上散，头部保暖最关键

现代医学认为，头部是大脑神经中枢的所在地，每天都需要消耗大量的能量。因为头部皮肤薄，血管粗，毛发多，热能的散发量也特别大。据研究证实，当气温为15℃左右时，头部散发人体的热量为1/3；气温在4℃左右时，头部散发人体的热量增至1/2；而气温在-10℃左右时，竟有3/4的人体热量从头部散发，所以医学上有"热从头上散"的说法。

由于头部与人体热平衡的关系非常密切，寒冬季节若不注意保护头部，体热会很快从头部散发出去，以至损害人的阳气，消耗机体的能量，进而引发各种病症。因此，较易体寒的女性朋友一定要做好头部的保暖工作。

## ※ 出门戴帽子

为了使头部保暖，女性朋友在出门时不妨戴一顶漂亮的帽子。民间有"冬天戴棉帽、如同穿棉袄"的说法。在寒冷的条件下，如果头上戴一顶帽子，体热就不会从头部散去，进而达到保暖的目的。

然而，现实生活中不少女性出于爱美之心，常常以戴帽子会破坏发型为由而不戴帽子。这种只要"风度"不要"温度"的做法是要不得的，千万不能为了一时的美丽而伤害身体的健康。

在帽子的选择上，面料以柔软、轻便、保暖性能好的为宜，不宜太紧，也不宜过厚过重。

## ※ 选择正确的洗头时间

不少女性喜欢早上清清爽爽上班，所以习惯早上洗头。其实这种做法是不可取的，尤其是在寒冷的冬季，因为头发没有擦干，头部的毛孔开放着，很容易遭受风寒，轻者也会患上感冒头痛。若经常如此，还可能导致大小关节的疼痛，甚至肌肉的麻痹。

还有一些女性喜欢晚上洗头，这种习惯也不利于身体健康。工作了一天后，疲劳会使身体抵御病痛的能力大大降低。晚上洗头，又不充分擦干的话，湿气会滞留于头皮，长期如此，会导致气滞血瘀，经络阻闭。如果在冬天，寒湿交加，更是身体的一大隐患。

从养生保健的角度来说，我们洗头一般选择在午后进行比较好。因为午后人体的各项生理机能均处于正常运转状态，而且午后的空气比较好，可以使头发迅速干透，也才会真正地带给人清爽的感觉。

然而，由于工作的原因，午后洗头不太现实，那么也请千万不要在早上刚起床的时候就洗头，因为此时身体各个器官都处于苏醒阶段，突然的刺激极易引起身体的不适感。上班日期间，建议大家下班回家稍事休息后洗头。这样既避开了早上和晚上，也有更充足的时间让头发完全干透。

## 健康小贴士

戴帽子保持发型不变的小技巧：

1. 中长卷发

用手指从中间将头发一分为二，再把这两股头发绕在一起，放到帽子下，这样头发根部不会被压得太扁。

此外，在戴上帽子之前，先在头发上使用弹力造型产品，并把头发拨向一边，也有助于保持发型。

2. 中长直发

用手指梳理脖子附近的头发，由上到左下，再由左下开始，先往上

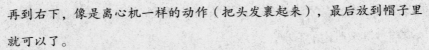

再到右下，像是离心机一样的动作（把头发裹起来），最后放到帽子里就可以了。

如果想要帽子成为发型的一部分或者是发型的配件，可以将头发打理为低发髻或者低马尾。

此外，对顺滑的头发而言，带上帽子之前，不要把头发绺到耳后，因为这会让这部分的头发变得不顺直了。

3.短发

对于短发，只需要简单地扣上帽子就好。取下帽子的时候，一定要小心翼翼，不要顺着颈部取下来，这样发型便可保持完整。

## 把脖子藏起来，也是暖身之道

冬季，人们出门忘不了加衣裤、穿棉鞋，外出时手套、帽子、口罩样样俱全，却很少有人想起颈部的保暖，实际上现代人很容易因颈部受凉而招致健康隐患。

很多都市女性由于长期伏案工作，本来颈部就有损伤，若是不小心受寒，而仍保持一个姿势不动，会导致肌肉变得紧张、板结，造成颈肩症状的出现，甚至还会刺激到颈部的神经、血管，出现疼痛、眩晕或脑供血不足的状况。此外，颈部受凉的人还可能出现反复落枕的状况，进而一步步地诱发颈椎病。因此，大家一定要做好颈部的保暖工作。即使你有个漂亮的脖子，在寒气袭来时，还是把它藏起来吧。

### ※ 少穿吊带装、露肩装

夏天天气炎热时，很多女性都喜欢穿吊带装、露肩装，甚至到了夏末初秋时节还不肯放弃这种穿衣习惯。殊不知，初秋时，天气渐渐转凉，颈部暴露在外面，最易受寒。

因此，女性在秋凉后尽量少穿露肩、露背装，以免颈部受寒。如果一定要穿，不妨在外加件镂空的小外套，或者披条质地柔软的丝巾，既能够保护颈椎，又不失仪态。

### ※ 少穿低领衣服，记得戴围巾

冬天很多人都会穿保暖内衣，而现在的保暖内衣为了适应年轻人的爱美需求，由以前的小圆领、高领过渡到低V领，以方便搭配低领的毛衣或其他衣服，加之很多人没有系围巾的习惯，帽子不够长，领子不够高，于是颈部就被暴露在寒冷的空气中了。

建议体寒的女性朋友少穿低领衣服，若实在非常喜欢，则一定要记得搭配一条围巾，并尽量避免在早、晚等温度过低的时段外出，必须外出时则最好加一件高领的外套，起到颈部御寒的作用。对于长头发的女性，如果外出时穿得不够多，可以将扎起的马尾辫披散下来，也能起到暂时御寒的效果。

### ※ 夜间睡觉时保暖

夜间寒气较大，身体最易受凉。所以晚上睡觉时一定要盖好被子，尤其是两边肩颈部被子要塞紧，以免熟睡时受凉使风寒邪气侵袭颈肩部引起气血瘀滞、脉络受损而发病。

# 暖腰，护好女人的健康敏感区

女性的纤纤细腰，一直是一道美丽的风景，但要知道女性的腰部不仅是风景，也是一处健康敏感区，一旦这里受寒，就会引发各种疾病。

陆小姐是一家时尚杂志的编辑，她特别喜欢穿低腰裤，露出的纤纤细腰也着实让人羡慕。但是最近却出现问题了。陆小姐总是感觉腰部隐隐的疼，不红不肿，到医院找外科医生看也没找出有什么毛病，单位一位大姐提醒她，"是不是穿得太单，凉着腰了？女人可得讲究护腰呀！"陆小姐赶快到医院妇科挂了个号，医生告诉陆小姐，腰疼与她经常穿低腰裤、短上衣有一定的关系。

对女性身体健康影响最大的器官，如肾脏、子宫、卵巢，都在腰部，而这几个器官都是最怕冷的。对女人来说，冷是一切麻烦的根源。如果长期穿低腰裤或衣着单薄，下半身就容易着凉，直接导致女性宫寒。女性宫寒就会造成手脚冰凉、痛经等症状。

因此，爱美的女性一定要把握尺度，适时更换衣服，别拿自己的健康不当回事。

## ※ 尽量穿长款衣服

平时不穿低腰裤、露脐装，冬天尽量选择一些长款的毛衣、棉服或羽绒服等。如果喜欢短款，可以考虑加上个"护腰"，穿在里面既能保暖，还能塑形。常坐办公室的女性还可以自备一个靠垫放在腰后，不仅能起到保暖的作用，还可以缓解不良坐姿带来的腰部疼痛。

※ **选择高腰内裤**

时下不少女性出于时尚和性感的考虑，喜欢穿丁字内裤。其实，丁字内裤不仅保暖效果极差，而且不易吸汗，又容易造成磨擦破皮，易使细菌有入侵的机会，所以建议女性少穿。

从保暖健康角度来说，女性最好选择高腰内裤（高度在肚脐或以上者，称为高腰）。高腰的设计较为舒适，兼有保暖效果，对臀型的维护也比较好。

现在市场上较为常见的高腰内裤主要有两种：一种是普通高腰棉质内裤，采用高腰位设计，前后有保暖贴片，很好地增加了腰腹部的保暖性；另一种是含竹炭纤维具有塑形功能的高腰内衣，竹炭纤维能释放远红外线，促进血液循环，具有暖宫止痛的功效。

※ **做好特殊时期的暖腰工作**

生孩子、月经期等都可以损伤肾气，因此，女性应该时刻注意腰部的保暖。如坐月子期间，要穿长衣服保护腰部，以免出现月子病中的腰痛；月经期间，腰部不能受凉，有痛经症状的女性不妨用热水袋来暖腰。

**健康小常识**

很多女性认为低腰裤可以阻止小腹赘肉产生的观点，这样的说法是没有依据的。低腰裤穿久了，还容易导致脂肪往上位移，造成游泳圈上身。因为低腰裤是卡在小腹上面，靠近骨头附近，裤子没有卡住腹部，经过挤压，腹部脂肪会被迫往上推挤，导致脂肪贮积，造成腹部两圈脂肪。

# 寒从脚下起，暖脚是暖身的关键

冬天气温急剧下降，长期坐在一个地方，脚就会变得非常凉。更有一些爱美的女性，衣服单薄，双脚更是很凉。脚部保暖，是冬季养生的关键。

## ※ 养生要从保持脚部温度开始

中医认为，人体的头、胸、脚这三个部位最容易受凉，尤其是脚部受寒，与某些疾病的发生有很大关系。这是因为脚位在下属阴，因此脚是寒邪侵犯人体的主要途径之一。

民间还有"寒从脚下起"的说法，这是因为人的双脚离心脏最远，血液供应较差，加之脚部表面脂肪层薄，保温能力差，脚的皮温也最低，趾尖温度低达25℃。另外，脚和上呼吸道黏膜之间存在着密切的神经联系，因此，一旦脚部受凉，就可反应性地导致上呼吸道黏膜内的毛细血管收缩，纤毛摆动较慢，抗病力明显减弱。此时原来潜伏在鼻咽部的细菌、病毒就会乘虚而入，大量繁殖，使人发生感冒，出现呼吸道其他疾病。

因此，双脚保暖是养生的关键。

## ※ 女性暖脚攻略

1.多泡脚

每晚临睡前，用一盆热水泡洗双脚，开始时水不宜过多，以浸过脚趾即可，水温宜在40～50℃，浸泡几分钟后，再加水至踝关节以上，水温保持在60～70℃，两脚互相搓动，以促进水的流动。

也可用中药桂枝、干姜、红花、川椒各9克，每晚睡前以水1500毫升，煎沸10分钟后，去渣倒入盆内，加水至温度适宜，边烫泡边搓擦，水温下降时再加水，泡15～20分钟，不仅能使双脚温暖，还能促进睡眠。体寒较重的女性，在洗完脚后，最好穿上保暖的棉袜，以帮助双脚御寒。

2.选择合适的鞋袜

除去夏天的柏油路，其他季节的地面温度都要低于脚部的温度。所以要预防脚底寒冷，要在鞋袜上下点功夫。

首先，鞋子不能太瘦小，否则有碍血液循环，使热量不能有效到达脚部，还可能引起脚趾肿胀，增加冻伤的概率。

其次，注重鞋子的保暖效果，特别是在气温极低的冬天，穿一双保暖效果好的鞋子，能给全身带来不少暖意。雪天若是外出，回家后一定记得用热水泡泡脚。

再次，袜子不可过厚，否则脚部容易出汗，遇到寒冷空气脚就会冷。汗液被鞋袜吸收后，还较易滋生细菌，引起脚气。

# 呵护双手，温暖全身

都说手是女人的第二张脸，它最容易暴露女人的年龄和生活状态。冬天来了，女性的手也成为寒冷天气攻击的对象，所以呵护双手也成了冬日防寒保暖的一部分。

### ※ 做家务最好戴手套

女性洗手、做家务要用温水，一定不要接触凉水，特别是在寒冷的冬天更是如此。如果洗碗、洗衣服的时间在10分钟以上，最好戴上外层橡胶、内层棉质的手套，避免双手被清洁剂的皂碱伤害。

### ※ 手套、护手霜一个不能少

一副温暖的手套是每个女性在寒冷的冬天必不可少的，从保暖和舒适的角度看，柔软的绒毛手套比皮手套更好。绒毛手套可随手的大小伸缩有弹性，而皮手套，要么宽松不方便用手，要么太紧影响手指的血液循环。

除了出门戴手套外，擦抹护手霜也是冬季护手非常重要的一环。护手霜就像一对隐形手套一样，默默守护着双手，为它们抵抗寒霜，可谓功劳不小。冬天洗手后，一定要记得擦护手霜。护手霜的涂抹方法也很重要，很多人都是抹在手上随便涂几下了事，这样吸收效果不好，而且不均匀。最好是先将护手霜挤在双掌中搓热，然后在手心、手背、手指和指甲上都涂抹上护手霜。接着用一根手指按摩涂抹，温热的感觉不但很舒服，也让吸收度更好。

### ※ 进行手浴

提起手浴，很多女性可能会感觉到陌生。其实，同全身浴和足浴一样，手浴也是防寒保暖的好方法。

大家知道，手脚为身体末端，血液循环一向很差，很多体寒女性手脚冰凉便是这个原因，而进行手浴恰能改善手部血液循环，进而达到温暖全身的目的。

手浴的方法很简单，在洗脸盆里放入43℃左右的温水，将手腕浸入水中。双手很快温热，大约10分钟以后，全身也变得温暖起来。经常进行手浴，再配以足浴，能有效驱寒，改善手脚冰凉的症状。

此外，做手浴时，如果用洗脸盆中热水散发出来的热气熏脸，很快就能够让脸上的污垢浮出来，建议女性朋友一定要试试这种方法。

# 春天暖身，重在"捂一捂"

春天来了，很多女性迫不及待地换上了单薄的春装，其实春天温度多变，虽然气温总体上开始回升，但天气也会忽冷忽热，早晚仍然比较阴冷，如果过早地换上单薄的春装，很可能会因遭受风寒而引发感冒等疾病。因此，出于保暖御寒的需要，大家仍然需要"捂一捂"。

## ※ 15℃以下就该"捂"

通常来说15℃是一个临界值，低于这个气温时，最好继续"忍受"一下厚重衣物带来的不便，而当超过这个温度时，则可以考虑适当减衣。

此外，大家还要注意昼夜温差，为了适应春天忽冷忽热的天气，大家在出门时一定要随身携带一件外套，等天气凉的时候穿上。这一点对体寒的女性特别重要。

## ※ 遵循"上薄下厚"的穿衣原则

"上薄下厚"是春捂最佳的穿衣原则。这是因为人的阳气根于肾，春季随着阳气回升，肾中阳气也会逐渐升发，而肾居腰腑，阳气从此向全身散布。一旦有风寒入侵，阳气就会被困于腰下，使腰以下的血液循环受到阻碍，出现腰膝酸软、疼痛麻木等症状。因此初春时节，大家要谨记"上薄下厚"的穿衣原则，即下身的裤子、袜子、鞋子，一定要穿得厚点、暖和点。

1.选择保暖的裙装

很多时尚女性在早春时节就穿起了五颜六色的裙装，甚至是裙长不及膝的超短裙，这样对身体不利，也有悖中医养生"上薄下厚"的原则。早晚天气阴冷的时候穿裙子，暴露在外的下肢会因风寒的侵袭而出现腹痛、腹泻、痛经等不适症状。长此以往，体内寒邪积聚，导致宫寒不孕。所以女性朋友选择春裙时，应首先看是否保暖，然后再考虑时尚。

春天怎样穿裙子最防寒呢？首先是看裙子的面料，尽量选择一些面料较厚的裙子，以达到御寒的目的。另外，早春时节不宜穿短裙，以超过膝盖的裙子为宜，再搭配一双长一点的靴子就更合适了。

2.不宜过早穿单鞋

大家知道，足部保暖对人体健康非常重要，而初春时节走在大街上，不少女性朋友已经换上了单鞋。这很容易使足部受寒，寒气一旦传入体内，就会导致月经不调、宫寒不孕等妇科疾患。因此，建议大家不要过早穿上单鞋，一般要等最低气温稳定在15℃以上才可以考虑穿单鞋。

---

 # 莫贪凉，夏季适合"热"养生

进入夏季之后，天气在逐渐变热，但对较易体寒的女性来说，夏季养生的关键原则是"热"养生，即不能贪凉，千万不要以为天气热就放松了警惕，否则寒气乘虚而入，最终受害的是自己身体的健康。

### ※ 避开冷水用温水

1.做家务最好多用温水

有数据显示，热水是冷水清洁和杀菌效果的5倍，不仅舒适，还能预防关节炎和妇科病。虽然夏天天气炎热，但大家也不可因此就贪凉，而应在洗手、做家务时尽量用温水。

2.不要冲冷水浴

炎炎夏日，不少女性外出归来为尽快消汗除热，往往喜欢冲冷水浴来"快速冷却"。但由于人在阳光下吸收了大量的热量，如此"快速冷却"，使全身毛孔迅速闭合，使热量不能散发出而滞留体内，引起高热，还会因脑部毛细血管迅速收缩而引起供血不足，使人头晕目眩；再者此时人体抵抗力降低，感冒会"乘凉而入"，还会引起女性内分泌失调、腹痛、闭经，而且许多细菌也会进入阴道引发阴道炎等妇科疾病，严重的对女性以后怀孕、生理健康都有一定的影响。

因此，女性不宜冲冷水浴，最好的方法是先将身上的汗擦干或待汗发散干之后再用温水冲洗。

※ **空调房、风扇房里的对策**

进入暑天，人们衣着越来越单薄，最要命的是室内经常开着空调或风扇，这对身体是非常不利的。尤其是很多女性朋友，衣着上时刻展露着美腿、玉臂、香肩，一进入室内，寒气透过裸露的肌肤侵入身体，女性特有的脏器——子宫正一步步受到寒气的威胁，自己却浑然不知。

那么，该如何应对空调或风扇带来的健康隐患呢？

首先，空调或风扇不要开得太久。天气不是太热的情况下，最好不开，特别是晚上睡觉的时候，一定要关掉。

其次，空调温度不宜太低，以免和室外形成较大的温差，造成人体的不适应。风扇不宜直吹人体，也不要距离太近，吹一段时间后，应调换一下风扇或人体的位置，以免局部受凉过久。

再次，室内开着空调或风扇时，女性最好随身携带外套或披肩来遮盖裸露的肌肤。颈、肩、背、腰、腿、膝盖甚至脚，都不能受凉。此外，在温度较低的室内待久了，可以去户外走走，有助于体内寒气发散出来。

**※ 暖睡**

炎炎夏日一到，不少家庭就换上了凉爽舒适的凉席。但对女性来说，夏天睡凉席较易出现肌肉紧张、关节酸痛、四肢无力而且老想躺着，以及下腹和腰脊冷痛等症状。

因此，建议体寒较重的女性最好在凉席上铺一些薄垫或床单之类的，否则会让体内寒气越来越重，身体越来越虚。

此外，女性夜间要注意避免在风口处睡觉，以免着凉感冒。夏天不习惯用热水泡脚的女性，可以换个方式暖脚，那就是在睡前穿上干净柔软的棉袜，这样一来，即使晚上脚部没盖被子，也不必担心受凉。

# 秋冻不靠谱，保暖要先行

秋天是由热转冷的过渡季节，穿衣服也要循序渐进地增加，不能一下子穿太厚，这就是我们常说的"秋冻"。秋冻能使身体抗御寒冷的能力得到锻炼，增强防寒能力，但是秋冻也要根据个人的体质区别对待，对于体质本来就较易偏寒的女性来说，应及时做好保暖工作，不宜秋冻。

**※ 告别夏装，让秋装及早登场**

初秋的天气，早晚凉，白天暖，没有夏天的汗流浃背，也没有冬天的寒风瑟瑟，爱美的女性自然不会放过如此秀身材的好时机，大街上穿单衣的女性随处可见。

这种只要"风度"不要"温度"的穿衣方式很容易让寒邪入侵肌体，招致健康隐患。因此，建议女性朋友们在天气转凉时一定要及早脱掉夏装，换上温暖的秋装好好捂一捂，让自己的身体每天都暖暖和和的。

※ **不要光脚穿鞋**

古语有云：白露不露脚，说的就是在白露节气后，人就不能再光着脚穿鞋，需要穿上袜子，防止受寒。而现实生活中秋凉后光脚穿凉鞋的女性随处可见，这实在于健康不利。

秋季早晚温差大，而且又多雨，女性光脚穿鞋，虽然看上去时尚又方便，但是这样很容易受寒着凉，导致子宫、下腹部血液循环不畅，造成经期提前或延迟，严重者还会因子宫肌痉挛、组织缺血而致痛经。

所以，秋凉时女性要及早换掉凉鞋，穿上单鞋，并配以保暖的袜子。

※ **让后背暖一暖**

入秋后，自然界阳气渐收，阴气渐长，只有聚足阳气，才能"正气存内，邪不可干"，冬天就不怕寒邪侵袭了。后背上的督脉有温阳的作用，因此，养护阳气就要让后背暖一暖，及时把夏天铺着的凉席撤下来，并加铺一层保暖效果较好的被褥，保证让自己晚上睡得暖和而踏实。

# 寒冬来临，做个暖美人

到了冬天，对于女人而言，温度和风度就像鱼和熊掌一样不可兼得，要么裹得像个粽子毫无曲线可言，要么就只能在寒风中美丽"冻"人了。其实，只要我们全面做好冬天的保暖工作，完全可以成为一个健康与美丽并重的满分女人。

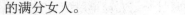

※ **做好基本的防寒保暖措施**

前面和大家说过，冬天气温低，大家要尽量穿长款的毛衣、棉服或羽绒服，以防腰腹部受寒。出门的时候，一定要戴上暖和的帽子，当然漂亮的围脖也是不可缺少的。

除了衣着上的防寒保暖，经常泡热水澡，每天晚上用热水泡泡脚，也是女性朋友驱寒暖身的好方法。

以上这些可以说是女性冬天防寒保暖的基本措施，除此之外，这里再和大家说几点冬天暖身的注意事项。

1.选对靴子暖脚

寒冬里，靴子可谓是女人的必备鞋款，舒适的靴子能够保暖，而不舒适的靴子则隐藏着种种健康隐患，这一点往往很多女性浑然不知。

首先，靴子不宜过瘦过紧。靴子过瘦过紧，必然会影响脚、腿部血液的循环，同时还会影响到末梢静脉血液的回流，这样穿上原本保暖的靴子反而让你容易感觉到冻脚。因此，女性在选购靴子时，以宽松、舒适为宜。

其次，对于那些脚汗多的人来说，穿长靴要比穿其他类鞋更要注重晾晒和通风。但要注意长靴不可长期穿，两天左右换下普通冬鞋，以改善腿部的血液循环。

2.给耳朵做好防冻工作

人体中的耳朵、鼻子、手、脚都处于神经末梢，血流量少，因此到了冬天格外怕冷。但是，其中鼻子可以呼吸换气，脚有鞋袜保护，手可以戴上手套或插进口袋保暖，唯有耳朵经常暴露在外。

而耳朵除了耳垂部分有脂肪组织能保温外，其余部分只有较薄的皮肤包着软骨，所以是五官中最"怕冷"的器官。耳朵容易长冻疮，其实就是怕冷的表现。

此外，很多人也有这样的感觉，冬天如果耳朵暴露在外，甚至会有"冻得头疼"的感觉。因此，给耳朵做好防冻工作也格外重要。

最好的方式，就是在外出时带上耳罩，或用宽大的帽子、围巾遮住耳朵。从室外进入温暖的室内，可以迅速用手搓一下耳朵，让其快速回暖。耳朵受冻后，不宜热水热物敷贴，这样会导致症状加重。

# 风邪最伤阳气，避风如避剑

《西游记》里说到唐僧一行西天取经，遭遇黄风大王的时候，飞沙走石，狂风四起，写道："八戒上前，一把扯住行者道：'师兄，风十分大！我们且躲一躲儿干净。'行者笑道：'兄弟不济！风大时就躲，倘或亲面撞见妖精，怎的是好？'八戒道：'哥啊，你不曾闻得避色如避仇、避风如避剑哩……'"

"避风如避剑"，这也是一句老话了。中医认为，"风为百病之长"，"风者，百病之始也"，疾病的传导过程中，寒、湿、燥、暑、热等外邪，大多是依附于风而入侵人体。风邪作为阴邪，当然最伤阳气，先使皮肤卫阳不固，所以伤风必恶风，接下来就该是令人阵寒、汗出、头痛、身重、恶寒等，总之，全身都不舒服。

那怎样在现实生活中避免风邪的入侵呢？

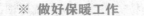

### ※ 做好保暖工作

要避免风邪侵入人体，首先要做好身体各个关键部位的保暖，比如腰腹部、足部等。因为皮肤和毛孔被遮盖住了，任凭风邪再厉害，也难以侵入人体。而如何保暖，其相关内容在前面我们已经讲过不少，这里就不赘述了，大家按照相关保暖要求做即可。这里要注意的是，鼻孔是一个冷邪贼风的入口，鼻通肺，吸入冷风，作为"娇脏"的肺就受不了，就要打喷嚏，就要感冒、流鼻涕，所以，天冷的时候出门一定要戴上口罩。

### ※ 避开过猛的风直吹身体

人要避开过猛的风直吹，尤其要避开过堂风、屋檐风和窗隙门缝之风。冬天晚上睡觉的时候，一定要把窗户关严。夏天的晚上，睡觉的时候决不能让头部对着打开的窗户。同样的道理，女性洗头后要赶紧用电吹风把头发吹干，顺便吹吹后颈脖，不让水带着湿气侵入人体。

### ※ 运动后不要贪凉

现实生活中，有些朋友出了汗以后，总是不顾一切地跑出门外乘凉，殊不知出汗后汗毛孔高度敞开，而冷风的凉气，却是会自然向热的身体内部流动，第一大害就是容易感冒，第二大弊端就是受到风寒惹发关节肌肉疼痛，使肌肉失去韧性，从而造成劳损腰痛和关节疼痛。因此，大家运动过后出了汗一定要穿上衣服，使汗在温热的条件下消除，这样虽然少了点一时的舒适，但也可避免许多疾病的发生。

# 高跟鞋是一把性感"匕首"

高跟鞋的意大利文是Stiletto，即一种刀刃很窄细的匕首。对女人来说，高跟鞋就像是一把尖锐、性感的"匕首"，可以展示女人的魅力。但与此同时，女人自己也付出了很大的健康代价。

※ **高跟鞋带来的健康隐患**

穿上高跟鞋后，人很自然地重心前移，保持抬头挺胸收腰的姿势，看起来非常精神，但由于骨盆前倾，腰部后仰，人体负重力曲线大大改变，过度的腰部后伸、背肌收缩绷紧，使得腰椎小关节和关节囊处于紧张状态，长期下去，关节囊和腰背肌易发生劳损，引起腰痛。同时，腿部、会阴和下腹部的肌肉处于紧张状态，影响盆腔的血液循环，而盆腔血液循环不畅，会直接导致寒气在体内的积聚。

此外，穿着高跟鞋站立和行走时，重量会集中在脚前掌的第1至第3跖骨头处，同时，这些脚趾还受到鞋尖的挤压，出现鸡眼，跖骨之间还会形成神经瘤，从而出现顽固而反复的疼痛症状。长期穿着高跟鞋，还会引致足部肌肉无力而形成扁平足。

由此看来，女性穿高跟鞋的背后，确实存在着诸多健康隐患，女性朋友千万不可小觑。

※ **给喜欢穿高跟鞋的女人的几点建议**

1.在选购高跟鞋时，要注意鞋头不可过尖，稍微圆润一些或是带点方形的都可以，以防止走路时间过长压迫脚尖带来酸痛感；鞋跟也不要太细，因为人的重心在鞋跟处，一方面容易造成鞋跟损坏，另一方面在走路时因为要

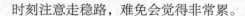

时刻注意走稳路，难免会觉得非常累。

2.穿高跟鞋时，可在脚前掌或脚跟等受压处做个软鞋垫，以减小脚底所承受的压力。回到家里，立刻脱下高跟鞋，光脚走路，这是消除腿部与足部疲劳最简单的好方法。

3.从兼顾健康和女性爱美的需求出发，除了在社交、礼仪等特定场合外，建议少穿高跟鞋。上班的女性可以在办公室准备一双舒适的平底鞋，与高跟鞋交替着穿。

4.不少女性小腿肚上细微血管清晰可见，出现了不同程度的静脉曲张，这是常穿高跟鞋导致脚踝长时间被束缚所致。建议大家闲暇时不妨多翘翘脚尖，这个小动作可以让静脉血液往心脏回流，预防静脉曲张。

 # 衣服太紧，小心勒出病

衣带勒得一拉会断，修身牛仔裤紧到让人坐不下来……为了挤走肥肉，不少女性喜欢穿比自己身材小一码的衣裤。特别是在炎炎夏日，穿紧身衣更成为一种展示曼妙身材的时尚。殊不知，这种习惯成自然的"紧伤害"正悄悄威胁着女性的健康和美丽。

## ※ 胸罩过紧

不少女性选择紧身胸罩来凸显自己的迷人胸部。但是，女性如果长时间穿着又紧又窄的胸罩，会影响乳房及其周围的血液循环，使有毒物质滞留在乳房组织内，诱发各种乳腺疾病，增加患乳腺癌的概率。

因此，建议女性朋友一定要选购宽窄适度的文胸，另外戴文胸时间不宜太长，睡觉时和在家不出门时也没有必要戴文胸。如果白天戴文胸的时间过久，晚上最好按摩乳房，促进其血液循环。此外，一个胸罩的平均寿命最多不应超过10个月，女人每隔3个月就需重新量体，根据自己的体形变化置办新的胸罩。

※ **紧身内衣**

有些身材不够完美的女性为了让形体挺拔、凹凸有致，喜欢穿着连体紧身内衣。这种衣服长时间穿在身上会让身体承受过大的压力，影响到血液流通，使血液的流动停滞，也就是中医里所说的"瘀血"的状态，特别是把骨盆的周围（下半身）勒得过紧是问题的关键。这是女性最容易堆积寒气的地方。

建议女性朋友最好选择品质优良和透气性好的紧身内衣。此外，最好不要长期穿着，每天穿着的时间最多别超过4个小时。

※ **紧身牛仔裤**

牛仔裤"短裤裆、包大腿"的设计，虽展露特殊的魅力，却让身体的腰部、屁股及大腿被紧紧裹住，加上布料厚实，容易让人感觉不舒服。长期穿着紧身牛仔裤，将对生长发育、身体健康造成危害。如果在月经期穿紧身牛仔裤，易使经血流出不畅，而且在脱穿时还会使盆腹腔压力突变，很容易造成经血逆流，最终出现经期腰疼、腹痛症状，甚至导致不孕症。

因此，女性朋友不宜天天穿着牛仔裤，生理期间更要避免穿。在选购时，宜挑选弹性功能佳的材质；尺寸不宜太贴身，稍宽松为佳。

※ **裹脚袜**

秋冻季节，天气寒冷，不少女性为了御寒纷纷穿上紧裹双脚的袜子，认为这样保暖效果好。殊不知，袜子太紧，脚部透气性较差，使得血液循环变慢，热量不能达到脚部，反而会增加冻伤的概率。

女性朋友最好选购宽松、舒适的袜子，以有利脚部保暖。

## 常泡澡，从内部温暖身体

热水对于女性体寒来说是非常重要的暖身法宝，除了我们多次提到的用热水洗手、泡脚之外，最适合女性驱寒保暖的方式就是洗个热水澡了。洗热水澡能温暖身体，促进循环，让你从内到外都暖暖的。

### ※ 淋浴还是泡澡

洗浴有淋浴和泡澡之分，淋浴是一种便捷的洗浴方式，不管什么时候都能轻松地洗身体，没有麻烦，对于繁忙的现代人很适合。但是，洗浴的意义并不是单纯地保持清洁，它还有保暖身体的养生功效。

从这一点上来说，泡澡的效果要比淋浴要好。这是因为淋浴只是通过水压对肩和腰进行部分按摩，但从温暖身体的角度来看，几乎没有效果，一年四季都只是淋浴的人身体里会发寒。而泡澡则是身体浸入热水里，在热水的水压下，血管和淋巴管被压迫，促进血液循环，也有激活全身代谢的效果。

因此，体寒的女性最好选择用热水泡澡。好好地泡在浴盆里，不需要费力，不仅能促使全身的血液流动，使体温上升，而且还能达到放松身心的目的，可谓是一举两得。

※　**全身浴还是半身浴**

我们知道，女人下半身寒冷带来的健康隐患最大，因此，温暖下半身是泡澡的关键，而半身浴恰恰能满足女性的保暖需求，有效改善胃寒腹痛、腹泻、痛经、宫寒等症状。因此，我们建议女性常进行半身浴。

此外，不少上班族女性工作一天下来总感觉到腰酸背痛、疲惫不堪，而且长时间坐着，下肢也容易水肿。半身浴就是一个消除水肿、缓解疲劳的好方法。

※　**洗半身浴的方法**

1.把38～40℃的温水放到浴池里。热水的温度很重要，在自己感到舒服的范围内，稍稍感觉到热是最好的。

2.采用淋浴的方法用温水简单冲洗身体。

3.进入浴池里，正直坐着或者坐在椅子上，使热水浸到胸口窝的程度，好好浸泡20～30分钟。胳膊要放在浴池外。为了不让肩膀凉着，最好用大浴巾或T恤等盖上。

4.从浴池出来之后，要好好地擦汗，一直要擦到脚趾间。为了不使温暖的身体发寒，要马上穿上袜子、裤子等下半身衣物来保温。热的时候，上半身即使是光着也没事。相反，光着脚只穿着睡衣是一种上身热下身寒的状态，容易感冒。

除了以上四点，女性朋友还可以在浴缸中加点"料"，提升暖身效果。比如，您可以在浴缸里加入一把盐，泡"盐水浴"，可提升体温，有效驱寒；还可以把生姜用清水洗净，切成片，然后直接放入浴缸里，或者将生姜装在棉布袋子里搁置在浴缸里，泡"生姜浴"，也能够有效地帮助身体升温。

### ※ 半身浴注意事项

**1.洗澡水不要太热**

太热的水会刺激交感神经，收缩血管，仅仅使体表的温度急剧升高，所以从浴池出来之后很快就会体寒。进入比体温稍高的38～40℃的温水里，心里就会温暖，还会出汗，代谢也会变好，身体也不会寒。因此，泡澡的水温以38～40℃为宜。

**2.泡澡前要先温暖胃肠**

最好在泡澡前喝一杯姜茶或热柠檬汁这类有良好驱寒效果的热饮，事先温暖好胃肠，这样浸入浴缸中身体立刻就变暖和了。

**3.泡澡前调高室温**

为了保暖，泡澡之前要将房间室温调高，以免从浴室出来后身体受寒。

**4.夏天泡澡可使用薄荷精油**

在酷暑的日子里泡澡会感觉太热，所以夏天泡澡时间不宜过长，水温也不宜过热。另外，建议大家使用薄荷精油，因为薄荷精油兼有促进血液循环和使人感到清凉的效果。

**5.太饱、太饿、酒后不宜泡澡**

饱餐之后泡澡，会影响到消化功能，容易引起低血糖，甚至会出现虚脱晕倒的情况；太饿的时候泡澡会有血糖降低而出现休克的危险；喝酒之后泡澡的话，因为酒精会抑制肝脏功能，阻碍糖原的释放，容易出现头晕、眼花、全身无力等症状。

# 太阳浴，上帝帮你升体温

对于怕凉、怕冷的体寒女性而言，冬季的到来无疑对身体是一种折磨，她们往往会感觉到难以忍受的寒冷。如果没有额外的取暖措施的话，她们通常会手脚冰凉，甚至在寒风中瑟瑟发抖。其实只要在日常的生活中多加细心，经常晒晒日光浴，虚寒的体质将会得到很好的调整。

民间有"冬阳贵如金"之说，"日为太阳之精，其光壮人阳气，极为补益。"这里的"壮人阳气"，实际上就是祛除体内寒冷，增强人体免疫力。因此，晒太阳是一种能升高体温的有效方式，特别是冬天，常晒太阳能慢慢改善人的寒性体质。

那该怎么晒太阳呢？

※ **晒头顶**

大家知道，"头为诸阳之首"，是所有阳气汇聚的地方，凡五脏精华之血、六腑清阳之气，皆汇于头部。百会穴位于头顶正中，是晒太阳的重点。晒头顶不必拘时拘地，可随时进行，平时天气好时，到室外散步，让阳光洒满头顶，可以通畅百脉、调补阳气。

※ **晒背部**

按阴阳理论来看，背部属阳，膀胱经为太阳经，且循行于背部。所以，晒背部，不仅可以激发背部阳气，也可通过经络循行，激发一身阳气。现代医学也证实，人的背部皮下蕴藏着大量的免疫细胞，通过晒太阳可以激活这些免疫细胞，达到疏通经络、通畅气血、调和脏腑、祛寒止痛的目的。体寒之人，说到底就是阳虚。而晒背部有上述的各种好处，尤其是能借太阳的能量补一身之阳气，所以，虚寒之人平时要注意让膀胱经多晒晒太阳，尤其是冬季。

冬季时，您可以在正午时间，在家里的阳台上或空旷有太阳的地方，背部朝向太阳，尽情地享受阳光的温暖。

※ 晒腿脚

"寒从脚下起"，经常手脚冰冷的女性不妨多晒晒脚，以驱走体内的寒气。夏天穿裙子长时间在空调屋待着的女性，要抽空到外面走一走，能很好地驱除腿部寒气。晒腿的时候要选择天气好的时候，将双腿裸露在阳光下，每次至少晒半个小时。晒时，可配合按摩小腿部位的足三里穴（小腿前外侧，膝盖下方四横指部位），对抗衰老延年益寿大有好处。

 # 热水袋，女人贴心的宝贝

提起热水袋，大家都不陌生。对体寒女性而言，它可是一件不可缺少的贴心宝贝。

※ 热水袋放于腹部

腹痛、腹泻、痛经等恼人的病症常常会光顾体寒女性，这时您不妨在腹部放一个热水袋。因为腹部有肚脐，肚脐归属任经，内联十二经脉、五脏六腑、四肢百骸、五官、皮肉筋，因而历来被医家视为治病要穴，也是人体对外界抵抗力最薄弱的部位。因为肚脐皮下没有脂肪，紧邻丰富的神经末梢和神经丛，所以对外部刺激特别敏感，容易被寒邪侵袭。而脐下三寸处有关元穴，这个穴位对于保暖、活血化瘀的效果更明显。

将热水袋放在腹部，能有效促进血液循环，缓解身体的不适症状。

※ **热水袋放于背部**

将热水袋放在背部，可使呼吸道、气管、肺等部位的血管扩张、血液循环加速。这主要是因为背部循行的膀胱经主一身之表，外邪侵袭，则恶寒，发热，鼻塞；而背部督脉主一身之阳，一旦受侵则阳气虚衰，抵抗力变低；而位于背脊上的肺俞穴有主治肺气不宣的功能。因此常用热水袋敷背，不但可使膀胱经和督脉正常运行，而且能让肺俞穴积极站岗，对止咳，治感冒以及提高抵抗力都有好处。

※ **热水袋放于颈部**

颈部有安眠穴，主治失眠眩晕。在睡觉前将热水袋放在后颈部，会感到温和舒适，先双手发热，慢慢脚部也感觉温暖，能起到催眠作用。此外，用热水袋敷颈部还能作用到大椎穴，因此对治疗颈椎病也有不错的效果。

此外，睡觉前提前将热水袋放在床上，被子会变得舒适而温暖，即使在寒冷的季节也能安然入眠。另外，由于其便于携带和运输的特点，不只是就寝的时候，您还可以放在沙发上、写字台下面的脚边，也可以放在盖膝盖用的毯子上……总之，各种各样的地方都可以使用。若使用小号的热水袋，无论去哪里都可以方便取暖。

由此看来，这小小的热水袋还真是女性朋友的贴心宝贝。但这里提醒各位，您在使用热水袋的时候，需要注意以下几点：

1.热水袋中水温不宜太高，一般以60～70℃为宜。使用前一定要检查塞子的密闭性，外面最好用毛巾包裹后再使用。

2.怀孕3个月以内的孕妇腹部不能过热，最好是保持常温，因为胎儿在前

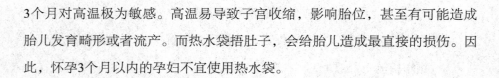

3个月对高温极为敏感。高温易导致子宫收缩，影响胎位，甚至有可能造成胎儿发育畸形或者流产。而热水袋捂肚子，会给胎儿造成最直接的损伤。因此，怀孕3个月以内的孕妇不宜使用热水袋。

### 健康小贴士

　　继热水袋之后，市面上又出现了体寒女性的"新宠"——暖宫贴。暖宫贴的作用相当于一个热水袋，具有温经散寒，暖宫止痛，促进血液循环的功效，可用于月经不调、痛经、产后女性暖宫。但女性朋友在使用的时候，要注意暖宫贴最好隔着一件衣服贴着，不要直接贴在皮肤上。如果使用过程中出现皮肤发红等异常现象，应该立即取下来；睡觉时尽量不要用；糖尿病、皮肤热敏感度低的人使用时要特别小心，以免烫伤。

 # 养阳，好好睡觉有学问

　　依据中医五行学说，夜晚为阴，白天为阳，睡觉就是以阴养阳。要好好睡觉，才能养出好身体，女性要健康，要容颜美，必须有良好的睡眠做保证。

### ※ 熬夜要不得

　　在各种生活习惯当中，伤害阳气最重的要属熬夜。天地都已经沉睡了，人却还在忙碌。天地运转到子时的时候，阴气开始慢慢消耗，阳气开始慢慢生发，这时生命力是最强劲的，如果你顺势而为去睡觉，阳气就会迅速地生发起来，护卫我们的身体，就好像春天的种子，捂一捂就会生长发芽。而这时候，如果你不睡觉，就等于不给阳气生发的机会。长此以往，阴阳之间的调和就会出现大问题。

因此，一个人该睡觉时一定得睡觉，这才是对应天时，否则就是和天对着干，身体又怎么会健康呢！

### ※ 把握最重要的睡眠时间

最重要的睡眠时间为夜里11点至早上5点，对应时辰分别为子、丑、寅，对应的器官分别为胆、肝、肺。夜里11点至1点，阳气发动，睡觉就是养你的生发之气，壮胆气；1点至3点肝经当令，睡着才能养肝血；3点至5点肺开始"肃降"，也就是开始往全身分配气血了。

所以，夜里11点至早上5点，这段时间一定要处在睡眠状态中。

此外，除了夜里这段时间，白天中午的11点至13点，也是很重要的睡眠时间。因为这时心经当令，阳气最盛，但也在此由盛转衰，阴气初起，所以，最好是小睡片刻。这就是民间常说的子午觉。

---

**健康小贴士**

晚上睡觉时，建议女性裸睡。这是因为女性裸睡有很多好处：

1.促进血液循环

经常手脚冰凉的人偶尔尝试一次裸睡，就会感到温暖、舒适，并很快入睡。研究人士指出，裸睡好比泡温泉，在除去衣物后，血液循环加快，皮肤血流量增加，身体产生的热气自然散发出来，包裹在四周，让人体自我保护能力得到提高。

2.放松身心

身心放松面对真实自我,针对裸睡如同"开门见山"的看法,性学专家则说,裸睡是性感、自在的,与性生活并不矛盾。而且,裸睡可以让人从一天的压力中释放出来,重新感受一种轻松的快乐。

3.改善便秘

裸睡还利于改善慢性便秘、慢性腹泻及腰痛、头痛等问题,一些妇女的痛经与颈肩痛等问题也会逐渐减轻。裸睡在日本很受推崇。北海道有个村庄,所有居民都有裸睡的习惯,几乎无人失眠。专家认为这是因为裸睡能减少衣物带来的束缚感,让人从被捆绑一天的感觉中解放出来,有利于提高睡眠质量。

 # 绕开误区,保暖有道

对体寒的女性而言,平时一定要做好身体的保暖工作。生活中保暖的方式有很多,但是,很多人常常会陷入了误区。

※ **误区一:饮酒能御寒**

数九严寒,即使平时不善饮酒的女性,也喜欢和家人团圆或与朋友聚会时饮酒,觉得这样身上暖暖和和的。其实,喝酒御寒的做法并不可取。

因为人在喝过酒后呼吸会加快、血管扩张、血液循环速度也随之加快、热量消耗增加;同时,酒里含有酒精,饮酒后导致神经出现短时的兴奋，口腔和咽喉黏膜也出现轻轻颤动。这样，全身就有一种温暖和舒适的感觉。

但是，这种温暖感是不能持久的，因为体表的血管越是舒张、松弛，体热的散发就越快，体温就会急剧下降，人就会产生强烈的寒冷感觉，导致"酒后寒"，比不喝酒时更容易寒战、受凉或感冒。

※ **误区二：蒙头睡觉比较暖和**

有些女性朋友习惯把头蒙在被窝里睡觉，感觉上暂时可能会暖和些，但被窝里的氧气会越来越少，二氧化碳和不洁气体却越积越多，所以蒙头大睡以后，你经常会感到昏昏沉沉的，全身疲乏无力。

※ **误区三：进门马上烤暖气或烤火取暖**

从寒冷的室外回来，手脚冻得冰凉，很多人习惯马上把手脚放到暖气上或在火炉边取暖，其实这样会造成更严重的冻伤。这是因为手脚在长时间受凉后，血管收缩，血流量减少。此时，如果马上近距离取暖，会使血管麻痹、失去收缩力，出现动脉瘀血、毛细血管扩张，渗透性增强，局部瘀血，更容易形成冻疮。所以，冰冻的手脚只能轻轻揉擦，使其慢慢恢复正常温度。

※ **误区四：晚上睡觉穿厚衣服比较暖和**

很多怕冷的女性在晚上睡觉时穿厚厚的衣服，认为这样会比较暖和。其实这种做法不但达不到保暖的目的，还会对身体健康不利。

因为人在睡眠时，大脑、肌肉进入休息状态，心脏跳动次数减少，肌肉的反射运动和紧张减弱，中枢神经活动减慢，此时脱衣而眠，可很快消除疲劳，使身体的各器官都得到很好的休息。

相反，由于人体皮肤能分泌和散发出一些化学物质，若睡眠时穿着厚厚的衣服，无疑会妨碍皮肤正常的"呼吸"和汗液的蒸发。衣服对肌肉的压迫和摩擦还会影响血液循环，造成体表热量减少，即使盖上厚被子，也会感到寒冷。因此，在寒冷的冬天不宜穿厚衣服睡觉。

# 第四章 | 动则生阳，让身体热起来

人体的热量中有40%是由肌肉制造出来的，而运动是锻炼肌肉的最佳途径。运动过后，人的体温上升，人体的血、气和水都加速流通，对身体的健康有很大的裨益。从中医角度而言，"动则生阳"，平时经常运动，能为身体积聚越来越多的阳气，以达到驱寒保暖的目的。

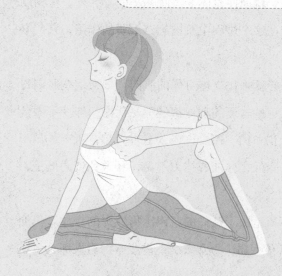

# 不要骨感要肌肉

中国人在形容女人窈窕身姿时，常常会用亭亭玉立、婀娜多姿或者高挑等词语，还有我国古代的人常以弱不禁风来形容女子。曹雪芹在描写林黛玉的时候，便用了"弱柳扶风"一词，以显其娇柔之态。然而，女人太过追求古代女人的柔弱之风，与现代健康学理论相悖，尤其是那些过分追求"骨感"的女人，通身瘦弱得厉害，自以为身姿苗条，殊不知，这样其实为自己的身体埋下了巨大的健康隐患。

从身体热能产生的角度来说，如果任何时候都能产热并能充分输送到全身，那就一点也不会怕冷。要做到这一点，食物固然重要，但是通过运动锻炼肌肉也同样不可缺少。这是因为，肌肉是人体最大的发热器官，静止时负担总发热量的22%。肌肉发达，发热率会大大提高，这样，人体本身就成为发热源，不需要借助外部的力量，就能使身体变得暖乎乎的。另外，体内制造的热量需经血液运输到全身，在这个过程中肌肉起着重要的作用，它们必须像泵一样运动以促进血液循环。

因此，为了提高基础代谢，必须强化支撑身体的肌肉。如果这些肌肉得到强化，哪怕是站着、坐着，做这些普通的动作都能提高代谢。即使不做什么激烈的运动，也能使身体暖暖和和的。相反，过分追求骨感，肌肉量得不到增加，长此以往，将会使体温降低，体能或体力不足，导致免疫力低下，无益于身体健康。

女性中寒性体质者较多，多半是由于她们的肌肉比男性少的缘故。再加上受传统审美观念的影响，很多女性都认为女人是不需要有像男人那么多肌肉的，于是不自觉地忽略了对肌肉的锻炼。事实上，女人有肌肉才会更迷人、更性感。因为肌肉不仅不会使身材变臃肿，而且还会塑造体形，使身材更加健美，更加婀娜多姿。因此，在注意饮食和生活习惯的同时，希望女性朋友们能够把锻炼肌肉也当作每日必做的功课。

运动是锻炼肌肉的最佳途径。运动过后，人的体温上升，人体的血、气和水都加速流通，对身体的健康有很大的裨益。从中医角度而言"运则生阳"，平时经常运动，能为身体积聚越来越多的阳气，以达到驱寒保暖的目的。

当然，任何运动都需要有一定的度，运动过了度也会导致冷寒症。这是因为适度的脂肪对身体保温也很重要，运动过度者肌肉量虽然增加，但皮下脂肪太少，体内产生的热不能保住而导致冷寒症。此外，女性激素也是由脂类构成，如果太消瘦，脂类极端减少，女性激素生成减少，会导致经期紊乱和不孕症，而冷寒症因此更趋严重。

近年来因为饮食营养失衡、盲目减肥而导致既没肌肉又没脂肪的女性在日益增多，这种类型的女性患冷寒症的也在日益增加。由此看来，平时多运动不是一件坏事，但也要注意把握运动的"度"。

 ## 常做腰部运动，可暖腰护腰

腰为肾之腑，对女性来说，腰部气血充足，运行通畅，才可以保证子宫温暖，有利于盆腔健康，否则容易导致宫寒、腰酸、腰痛等。因此，建议女性平时多做做腰部运动，以有益身体健康。

### ※ 拱桥运动

在床上仰卧，双腿屈曲，以双足、双肘、后头部和双肩为支点，尽可能将臀部抬高，姿势如拱桥状。反复练习10次。

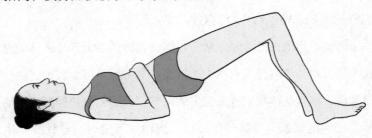

### ※ 转胯

身体直立，双脚分开，稍宽于肩，双手叉腰，呼吸自然而均匀。以腰为中轴，胯先按顺时针方向，做水平旋转运动，然后再按逆时针方向做同样的转动，如此反复练习15次。

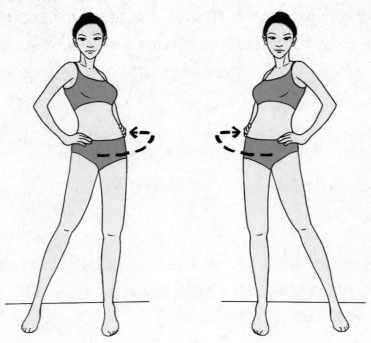

※ **后仰前屈**

身体直立，全身放松，双腿稍分开，双臂上举，身体随之尽量向后仰，保持姿势片刻，然后身体前屈，双手下移，使其尽可能碰到双脚，同样保持姿势片刻，最后回复到原来体位。可反复练习10次。

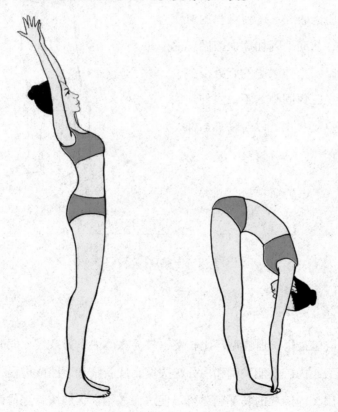

※ **转腰叩腰**

双脚分开，与肩同宽，双腿稍弯曲，双手自然下垂，双手半握拳。先向左转腰，再向右转腰。与此同时，两臂随腰部的左右转动而前后自然摆动，并借摆动之力，双手一前一后，交替叩击腰背部。

除了以上4个动作，大家还可以在平时多伸伸懒腰。伸懒腰看似不雅，

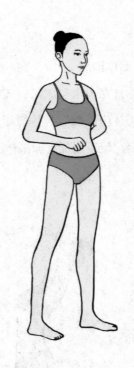

其实是一种有益的保健方法。伸懒腰
时，人体会自然形成双手上举，肋骨
上拉，胸腔扩大，深呼吸的姿势，使
膈肌活动加强，以此牵动全身，并引
发大部分肌肉收缩，遂将瘀积的血液
赶回心脏，从而达到加速血液循环的
目的。所以，常伸懒腰的好处很多，
女性朋友在工作间隙，不妨多伸几次
懒腰，多重复几次，以使精神振作，
血液畅通。

 ## 动动脚，排毒暖身两不误

脚离心脏最远，血液循环比较慢，较易在体内积聚寒气，同时血液循环
不畅也会引起内脏功能失调和内分泌失调，使新陈代谢速度过慢，影响体内
毒素的排出，而简单的脚部刺激可以促进血液循环，加快新陈代谢速度，使
身体变暖。

※ **双脚晃动**

仰卧在床上或地板上，先让双脚在空中晃动，然后像骑自行车一样做
蹬腿蹈。持续两分钟，全身血液循环立即通畅，燃烧脂肪，且有助于改善
睡眠。

### ※ 勾脚尖

坐在沙发上，把腿用力伸直，双脚面绷紧，就像跳舞人的脚面，保持10秒，再把脚尖用力向上往自己身体方向勾，也保持10秒，反复练习5次，脚部的血液循环就通畅了，脚就慢慢暖和起来。

### ※ 敲击脚底

在每天晚上临睡之前敲击脚底，可以消除疲劳，放松身心，加上脚底有很多内脏的反射区，敲击脚底可以强化内脏的排毒功能，加速身体内脂肪的燃烧。

方法是：每天以脚掌为中心，进行有节奏的敲击，力度不要过大，以稍微有痛感为宜，每只脚敲击100次左右。

### ※ 按捏脚趾

中医学认为，胃的经络通过脚的第二趾和第三趾之间，胃经的原穴也在脚趾的关节部位。缺乏运动、气血运行不畅、胃肠功能较弱、胃寒的女性，不妨经常锻炼脚趾，能增强胃肠功能，改善血液循环，提升体温。

方法是：坐在床上，用双手按捏脚趾，时间最好控制在15分钟左右，睡前进行最为方便。

### ※ 脚底按摩

让双脚合拢起来相互摩擦，使血液循环通畅，待脚部感到温暖，便可以在短时间内加强体内排毒燃脂的功效。

方法是：仰卧在床上或地板上，抬起双脚用力相互摩擦，如果双手同时进行摩擦效果更好。只要用力摩擦20次左右即可，约两分钟。此方法同时还有助于改善睡眠。

### ※ 搓脚舒筋

这种运动在办公室和家中均可进行，方法是：脱掉鞋，在家里不妨脱掉袜子，边做其他工作边用脚底搓动网球大小的球状物或圆木，使脚底受到刺激，循环搓动3~5分钟，也可延长时间，这样不但能够防止足弓抽筋，还能够搓散淤积在脚底的沉积物，通过周身经络而排出体外，使人体全身气血畅通，身体自然健康充满活力。

※ **赤脚走路**

在小区鹅卵石路上，或在自家阳台上铺上鹅卵石，赤脚来回走在鹅卵石上，让凸凹不平的路面按摩足底，对解除病痛和健身很有益处，这种养生方法在日本被称为健康步道，非常流行。

# 每个女性都应学做暖手操

体寒的女性大多到了冬天都会双手冰凉，严重的甚至戴着手套都不保暖。对此，我们建议各位在平时多利用闲暇时间做做暖手操，加强血液循环，这样双手自然而然会变得暖和起来。

※ **甩手**

双手在胸前激烈地甩动手腕约10秒钟。

※ **搓手**

将两手掌对合，上下搓动摩擦，一直到发烫为止，然后做洗手动作，左右搓右手，右手搓左手，各20余次。

※ **揉指**

先用左手的拇指与食指分别按摩右手的每一根手指，然后换手，用右手的拇指与食指按摩左手的每一根手指，反复练习多次，双手很快就会暖和起来。

※ **拉指**

用左手握住右手的大拇指，先转一转，然后再用力向外拉直，每一根手指都要做到，接下来换手重复同样的动作。反复练习多次。

※ **抽手**

把双手置于身前，左手握住右手，右手旋转手指往外抽手，同时左手用力攥紧右手，不让右手出来。右手出来后，换手，用右手握住左手，重复前面的动作。

※ **转手腕**

双手十指交叉到指根，然后不断转动手腕，反复练习多次。

 # 久坐一族的颈肩锻炼法

很多职业女性长时间伏案工作，颈肩常有不适症状。对此，大家除了多起身活动以外，还可按照以下的方法锻炼颈肩。

※ **隔墙看戏操**

如果你想隔墙看戏，相信你会用力伸长脖子，这个动作会有效地缓解颈部酸痛。

方法：身体挺直站立，将头、颈、背、腰、臀、腿部拉直，双手叉腰，下颌向前向上伸起，挺胸收腹，双目远看前

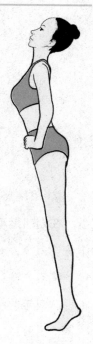

上方，脑门用力向上拔直，两腿直立，两脚尖朝前，脚跟提起。

注意事项：用颈部肌肉尽全力挺拔脖子，要保持一定的时间，练习时间以2～4分钟为宜。

※ **十点十分操**

身体挺直站立，收下颌，挺胸收腹，两脚尖朝前，双手侧平举，其姿势像在钟表中时针、分针的9点15分的位置，然后双手从侧平举（9点15分）举到10点10分处。双手似鸟飞上下运动，做100～200次。当你认真地反复若干次后，会感到颈部后面的肌肉酸胀。

这个动作可缓解颈部许多问题，特别适合长期伏案工作的职场女性练习。

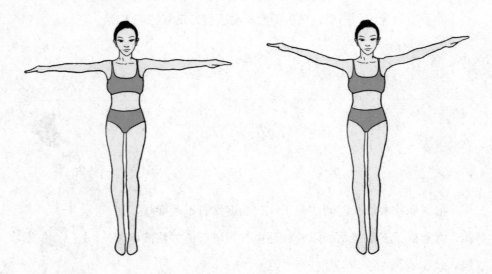

※ **旱地划船操**

在划船运动中，双臂拉桨动作非常准确地锻炼了人的颈背腰肌群，不仅锻炼价值高，对缓解背部不适症状有很大的益处。

练习方法：身体挺直，双脚开立，由髋处上体前倾，提臀挺胸，抬头向前看，双手前举如抓住划船的双桨，由前向后反复运动，大约做50次。

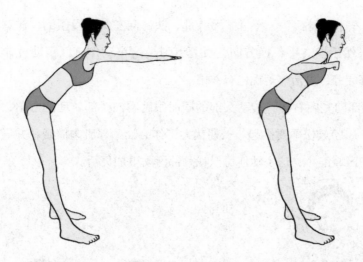

除了以上三种颈肩保健操外，女性朋友还可以在工作间隙按照以下的方法多锻炼颈肩。

1.用双手按住耳后，接着慢慢向下按摩直到锁骨位置。接着，再用双手轻按颈部，这样可以有效促进血液和淋巴循环，防止其通行不畅。

2.将双手慢慢向下移，沿着颈部到肩膀的方向，用手指的力量按摩各个位置，有效缓解因为一天的工作而导致的僵硬和疲劳。此外，来回反复按摩也可以帮助体内的废弃物和多余脂肪通过毛孔排出。

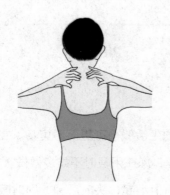
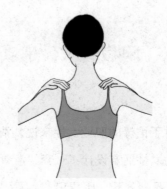

3.用左手手臂抱头，手掌紧贴头部，头部向左侧慢慢倾倒，注意身体不可倾斜。然后换右手，换方向，反复练习。这个动作可以帮助拉伸颈部肌肉，缓解疲劳，对治疗落枕也有作用。

4.头部向左向右转，转动头部的同时眼睛看向头部转动的方向，身体保持直立，肩膀放松不要拱起。长期伏案工作会让颈部肌肉僵硬，并导致左右可转动的区域缩小，这个动作可以让颈部活动更加灵活。

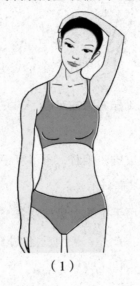
（1）

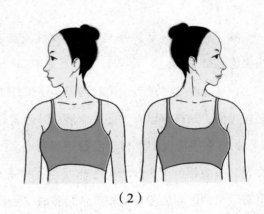
（2）

 闲暇时做做清新舒适操

对于忙碌的职业女性来说，清新舒适的生活似乎可望而不可及。在此，特别为女性朋友设计了一套"清新舒适操"，您在闲暇时不妨多做做。

1.双脚分开，比肩稍宽，双手从两侧向上举起，头向后仰，同时吸气；

双臂从两侧回落至体前交叉，双肩放松，同时吐气，头回复至中间位置。反复练习3次。

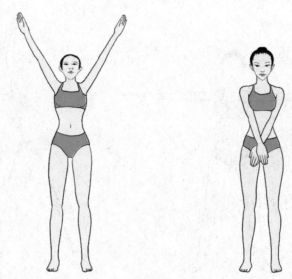

2.双手体前交叉，双脚向两侧分开，双腿屈膝同时吸气，两臂慢慢抬起从两侧向上平伸；身体慢慢恢复到直立姿势，双手回落至体前并交叉，同时呼气。反复练习3次。

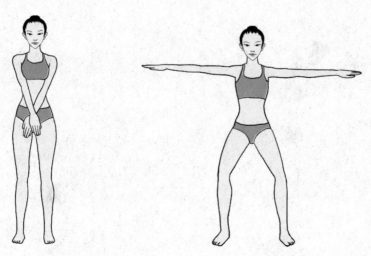

3.双脚分开，比肩稍宽，双手平伸，同时吸气；身体向左侧侧弯，双手伸直，头向上看，同时吐气。反复练习3次。

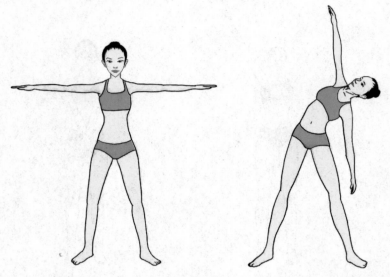

4.双脚分开，比肩稍宽，双手从体前向上举起，头向后仰，同时吸气；身体向前弯，双脚微微屈膝，双手抚地，同时慢慢吐气。反复练习3次。

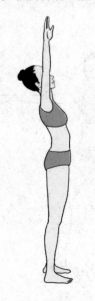

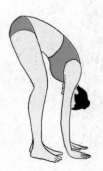

5.双脚并拢，下蹲，双臂向上伸直，然后慢慢起身，保持直立，双臂打开，同时吸气；双手从两侧落下放松，同时吐气。反复练习3次。

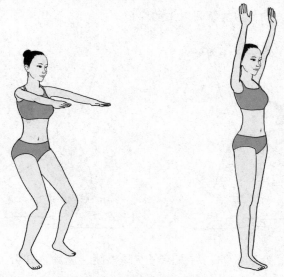

6.双手抚地，双腿屈膝跪地，抬头挺胸压腰，同时吸气；保持姿势不变，拱背低头，同时吐气。反复练习3次。

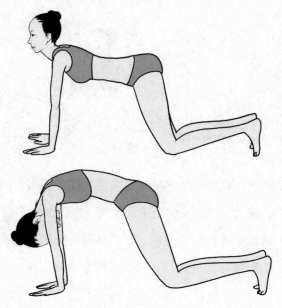

7.坐在地上，右脚向右侧平伸，左脚向内侧弯曲，右手扶住右脚脚尖伸拉腿部，左手举起侧伸，抬头，保持呼吸。

接下来，换方向，重复练习以上动作。

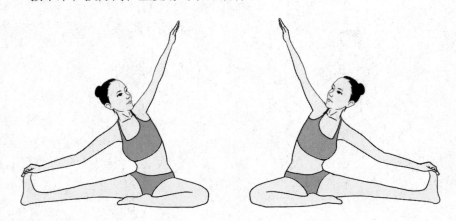

8.身体后倾，两脚前伸，右脚跨至左腿外侧，屈膝，并努力向下压右腿膝盖，保持呼吸。

接下来，换方向，重复练习以上动作。

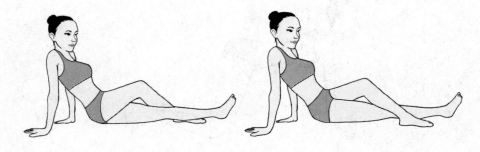

9.盘腿坐在地上，双臂从两侧举起至双手并拢，抬头，同时吸气；双臂分开从两侧落下，同时吐气，头回到中间位置，双手放松，全身放松。

这套清新舒适操针对白领女性的工作生活特点，融合了瑜伽及形体训练的原理和动作，以舒展轻柔的运动，结合心理意念的引领，在促进全身血液循环的同时，还帮助女性从忙碌和压力中解脱出来，让身心迅速恢复到清新舒适的状态。

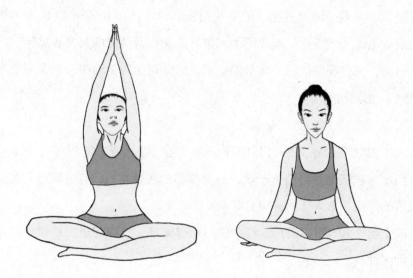

 ## 常锻炼腿部，温暖不请自来

每个女生都无一例外喜欢穿裙子，即便是到了冬天也不例外。这样很容易导致腿部受寒，危害身体健康。因此，做好保暖工作是必不可少的。此外，平时刻意进行腿部锻炼，也是防止腿部受寒的有效方法。

※ **人体50%的血液在双腿上**

人除卧姿外，血液总量的一半都在下肢。从人体血液循环的特点上看，静脉血的回心过程是依靠肌肉收缩来完成的，腿部的每一次运动，都等于在有节奏地将血挤送给心脏。所以有人形容腿部的肌肉收缩相当于按摩心脏。当一个有心脏问题的人安静时心跳次数达到了100多次时，此时他会感到非常难受，严重者会出现昏厥。但是我们在运动时，100次的心跳仅是运动强度的最低限，人绝不会出现不适的现象。这就是运动时的肌肉收缩除了完成人体运动，又存在增加回心血量的机制，因此可保障运动中心脏在高节奏地跳动时不出现问题。

※ 人体50%的经络在双腿上

人体内共有12条经络，其中肝、脾、胆、胃、肾、膀胱经是从腿部经过。因此，积极地进行腿部运动，保持腿部的强劲有力，有着疏通穴道、按摩经络的作用，对人体的健康有着重要的意义。

以上两个50%可以看出，经常进行腿部锻炼，可以促进血液循环，保持腿部的强健有力。

下面给大家介绍一套腿部拉伸运动。

※ 腿部拉伸运动

1.身体直立，一条腿尽量往后踏一步，保持鞋底着地，身后的那条腿保持笔直，前腿弯曲，身体垂直。双臂尽力往后拉。坚持8～10秒，换腿再做一次。

2.身体直立，一条腿往前伸并保持笔直，后腿弯曲，身体微微向前伸，双臂向前拉紧。坚持8～12秒，换腿再做一次。

3.身体直立，翘起一腿，用手抓住鞋子，尽量靠近臀部。保持臀部平衡，膝盖并拢，直立的那条腿微微弯曲，如有保持平衡的困难，可以扶住墙或椅子。坚持8～12秒，换腿再做一次。

注意事项：练习的时候动作要到位，就可以把身体的关节、韧带都打开。

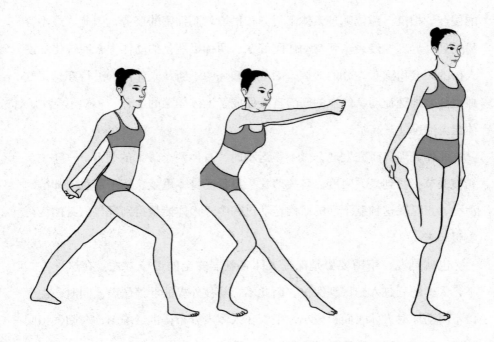

 ## 下蹲运动升体温

　　提起下蹲，生活中很多人认为蹲是一种不雅观的姿势，因而尽量避免蹲着，但其实现代人在摒弃蹲的同时也摒弃了健康。这是因为下蹲对人体健康有着重要的意义。

　　下蹲动作是人体从站立位进入蹲位的过程。这个站立位是人体表面积最大的姿势，此时阳气在人体表的分布最稀薄，因此人体最容易受到外界邪气的侵袭。相反，蹲位则是人体阳气分布最均匀而细密的姿势，因此，最不容易受到外界邪气侵袭。下蹲动作刚好在这两种极端化的动作中来回转化，使人体的阳气得到了充分的锻炼，阳气在锻炼中不断从人体内外进行穿越，气血也随之加速流动，气血的旺盛直接促成了人体体温的上升，不知不觉中，体温自然也就升高了

此外，现代研究发现，做下蹲运动时，身体两个最大的关节——膝关节和髋关节折叠到最大限度，各关节几乎不承受身体重量，躯干部肌肉却得到活动，正是在这种躯干部的肌肉运动过程中，人体能量得到释放，身体变得温暖起来。

也就是说，下蹲姿势是保证人体各脏器安全的最佳方式。在这种方式下，人体的五脏六腑得到保护，因此不容易被外界的邪气侵袭。同时，由于做下蹲动作时人体表面积最小，阳气在人体表分布得也最均匀，在阳气相同的情况下，下蹲姿势是阳气分布最均匀而深厚的动作。

了解了下蹲的这些好处，女性朋友们平时不妨多练一练。这里给大家介绍几种常见的蹲法。

1.太极蹲

双脚尖并拢，双脚跟紧靠在一起，然后双膝弯曲，弯曲到大腿与小腿紧贴在一起，经络穴位重叠，互相挤压，可起到推拿、按摩的作用。练习时间以1~3分钟为宜。

2.踮蹲

两只脚的前脚掌着地，脚后跟抬起离开地面。双膝弯曲，躯干下沉，大腿紧紧压在小腿上。踮蹲有一定的难度，初次练习时不要勉强，时间控制在30秒至1分钟为宜。

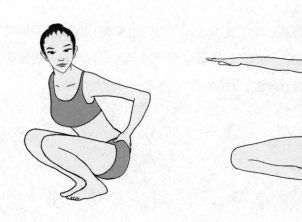

3.跟蹲

脚跟落地，同时足弓部分也可以着地，前脚掌悬空，即脚底的后2/3的部分接触地面。由于前脚掌悬空，身体重心向后偏移，掌握不好，容易向后倒，因此，初次练习时要注意安全，可用手扶住固定物，时间控制在30秒至1分钟即可。

4.弓箭蹲

一脚着地，另一脚呈踮蹲状态，下蹲时将身体重量落到右脚上，每练习30秒钟换一次左右脚，以改变双脚的受力情况。

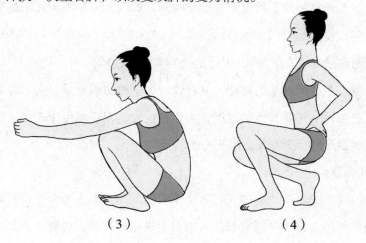

（3）　　　　　　　　　（4）

　　总体上来说，下蹲运动难度不大，非常容易掌握，加之步骤简便，不受空间和场地限制，利于操作。经常做这些下蹲运动，可以有效地预防久坐给人体带来的损伤，提升体温，祛除寒邪，还您一个健康的身体。

 # 最简单的暖身方法：让身体动起来

　　女性体寒的一个重要原因就是缺乏锻炼，很多人或许会抱怨自己没有时间锻炼，其实很多锻炼方法我们完全可以融入到生活当中，未必非要抽出整块的时间去健身房里锻炼。要知道，高明的健身之道不是靠健身教练，不是靠先进的健身设备，它恰恰就在平常的生活中。平时有意或无意地让自己的身体活动活动，其实就是最简单的暖身之道。

※ **多走路**

　　繁忙的你也许每天抽不出固定的运动时间，那么不如在下班回家的路上提早两站下车，特意给自己加一些运动量。有数据统计，对于相同的路程，骑自行车的运动量是坐车的2倍，步行则是坐车的将近3倍。

　　所以，每天多走两站地的路程，能有效增加平时的运动量。如果急着赶时间，用比走路快、比跑步慢的速度，大步往前走，双手顺便甩一甩，走上20分钟促进气血运行，全身就会暖乎乎的。

※ **楼梯代替电梯**

　　随着高层建筑的增多，有的人对爬楼梯特别发怵，把它当作一大负担。其实，适当爬楼梯，对身体很有好处。因为上楼把腿提高，可兼有走和跳两个动作的作用，所以比在平地走路的活动量大得多，有益于促进血液循环，加快身体能量的代谢。在欧美，有人甚至称爬楼梯是"运动之王"。

所以，各位女性朋友们，平时多爬爬楼梯吧，这可是最简单而实用的健身之道。

### ※ 别和你的椅子形影不离

工作的时候有椅子，在家的时候有沙发，算一算你每天坐着的时间是不是早就超过了5个小时？这样坐下去，不仅会手脚冰凉，还会将屁股坐大，真是得不偿失。

所以，当你坐着的时候，不要像一个坐立不安的孩子一样，要尽量多起来活动活动身体。你可以将办公桌上的水杯换个小号的，增加去饮水机加水的次数。还可以利用复印、发传真的时候伸伸胳膊、转转腰。此外，你的脚部也尽量上下摆动，甚至连脚指头也要多动一动，腿和脚做画圈运动。还有，你也可以将双腿交互举起、放下，以促进腿部的血液循环；同样运动你的手臂、手掌，以促进上半身血液循环：将手指伸直，然后收回紧紧握拳，接着抬起双臂耸耸肩，等等。

### ※ 做做家务真快乐

很多女性平时工作忙，回到家之后一切都便捷化，比如吃饭选择在外面吃，因为这样可以省去做饭、洗碗的时间；衣服要么送到洗衣房，要么统统扔到自家的洗衣机里；房间打扫也要请小时工……

这种便捷化的生活，的确是为自己节省了不少时间，但事实上不利于身体的健康。做家务看似是件烦事，但做做适量的家务劳动，却也让身体得到了锻炼。由于做家务会接触到洗洁精、洗衣液，不少女性担心会伤手，其实这个难题戴上手套就解决了。再者，做家务也花不了多少时间，家务做了，身体也运动了，何乐而不为呢？

# 盘点适合女性的运动项目

在健康意识越来越强的今天，有越来越多的女人走到户外，享受运动流汗的感觉，让我们来看看有哪些运动项目适合女性。

### ※ 羽毛球

打羽毛球需要运动者在场地上不停地进行脚步移动、跳跃、转体、挥拍，是一种全身性的运动。因此，可以增加上肢、下肢和腰部肌肉的力量，加快锻炼者全身血液循环，是一种非常适合体寒女性练习的运动项目。

这里要提醒各位的是，很多上班女性都只有在下班才有时间打球，下班回家吃完晚饭后，时间本来就不多，因此很多人选择吃完饭后直接去球场，还以为可以帮助消化，殊不知这样会对身体造成极大的损害。饭后胃里装满了食物，运动时震动胃肠，使连接胃肠的肠系膜受到牵拉，还容易引起腹痛。因此，大家不要饭后马上就去打羽毛球，最好先散散步，让胃里的食物消化消化再去打。

### ※ 健美操

健美操，不仅以其独特的时代感、轻松感、节奏感和优美感，深受广大女性的青睐，而且给锻炼者体内注入活跃的因子和充沛的精力，使她们获得了强身健美、保健和防治多种疾病及养生的最佳效果。

女性跳健美操，首先要注意选择适合自己的方式。有些健美操运动量非常大，这比较适合长期有锻炼的女性；其次，跳健美操能让整个人的每个细胞都活动起来，正确地呼吸能加快新陈代谢，有助于达到减肥瘦身的目的。因此，跳健美操时一定要注意调整好呼吸；再次，跳健美操应该注意时间的控制，并不是跳得越久效果越好。尤其是刚刚开始进入跳健美操的朋友们，应该根据自己的实际身体情况来选择合适的时间。一般最佳跳健美操的时间是下午。

※　跳绳

跳绳花样繁多，可简可繁，随时可做，一学就会，特别适宜在气温较低的季节作为健身运动，而且对女性尤为适宜。经国内外专家研究，跳绳对心脏机能有良好的促进作用，它可以让血液获得更多的氧气，使心血管系统保持强壮和健康。从运动量来说，持续跳绳10分钟，与慢跑30分钟或跳健身舞20分钟相差无几，可谓耗时少、耗能大的有氧运动。

女性朋友在平时跳绳时，要注意以下几点：

1.穿质地软，重量轻的高帮鞋，避免脚踝部受伤。

2.选择软硬适中的草坪、木质地板和泥土地的场地较好，切莫在硬性水泥地上跳绳，以免损伤类关节，并易引起头晕。

3.身材较胖的女性宜采用双脚同时起落的方法。同时，上跃也不要太高，以防止单脚跳时关节因过于负重而受伤。

※　慢跑

慢跑是非常适合女性的一种温和运动。慢跑能强化心脏功能，强化筋骨，活络血脉，滋润肌肤，还能宣泄、释放不良情绪，达到减压的目的。

对于平时运动量偏少的人来说，一开始每次运动最好不要超过10至15分钟，中间可以有一个慢走的过程，一个月内逐步提升到20分钟。慢跑运动的关键在于坚持，平均一周需要3次训练。

慢跑后，最好舒展一下身体：两手置于头部上方，合拢做伸展姿态，拉伸躯干部。这种拉伸锻炼，不仅能缓和过速的心率，还有助于保持良好的身材。

※ 瑜伽

时下，瑜伽已经成为很多都市女性竞相追捧的健身方式。的确，女性练习瑜伽有很多好处，比如可以稳定神经系统，并调理女性内分泌系统，补养和加强女性生殖系统，预防及治疗妇科疾病；促进雌激素的正常分泌，加强淋巴排毒功能；还能促进血液循环，滋养皮肤，减少皱纹，令皮肤和肌肉富有弹性，延缓衰老的过程，推迟更年期的到来，等等。

女性朋友练习瑜伽，要穿透气性好的宽松纯棉质衣服；练习过程中，动作一定要缓慢，保持一个均匀的速率；练完后不要马上洗浴，因为在练瑜伽时，不光靠口鼻呼吸，皮肤也参与了锻炼，练习后皮肤的毛孔随之张开，身体会感觉非常敏锐，如果马上洗澡，冷水或热水都会给皮肤造成强烈的刺激，增加心脏的负担，等等。

# 忙里偷闲，学做"椅子"运动

现代职业女性每天都会坐在椅子上在电脑前工作，活动量偏少，时间长了，血液循环不畅，使本就偏寒的身体更加雪上加霜。其实，您不用起身，只坐在椅子上也能达到锻炼身体的目的。下面就给大家介绍几种"椅子"运动。

1.坐在椅子上，上体伸直，做一次深呼吸，并直腰收腹。姿势保持5秒钟，反复练习5～10次。

2.坐在椅子上，伸直双腿让脚与地面保持一定的距离，把脚尖伸直，保持这个姿势5秒钟。

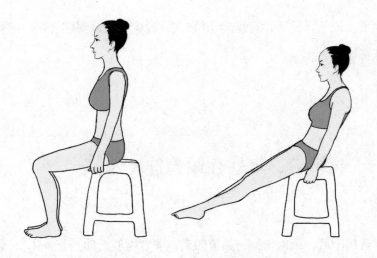

3.脚尖伸直，脚面向上呈90°角，让脚后跟和小腿肚的筋伸展开，保持5秒钟。

4.坐在椅子上，双手叉腰，两脚踩地，左右转动腰肢至最大幅度，重复5～10次。

5.将一支铅笔平放于坐椅左侧地上，伸左手、弯腰向左侧慢慢拣起铅

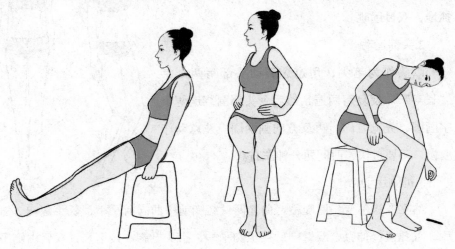

笔，坐姿复原。再放下，再拣起，做5次。改变方向，同样动作，向右侧做5次，恢复原状。

## 起床后，不妨在阳台健健身

清晨起床后，肌肉松弛，关节僵硬，非常需要活动一下身体，但对一早就赶时间的上班族来说，每天晨练又有些不大现实，所以您不妨抽出起床后10分钟的时间，在自家阳台上锻炼一下身体。

1.下蹲

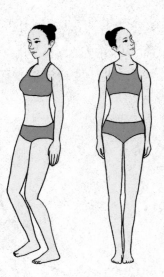

在阳台上站立，略带微笑，双脚分开，与肩同宽，上身放松，下身部分微微下蹲，脚趾轻轻抓地，双目远眺。

2.头部运动

以头作为笔尖，用意念调动头部写两个字"长寿"。反复写两遍，然后令头部围绕这两个字画圆，先顺方向，再反方向画两圈。注意动作要慢，不要过快，时间两分钟左右。

3.扩胸运动

站立姿势不变，两腿稍弯曲，两臂经胸前平曲向前平举，低头含胸。然后，双腿慢慢伸直，双臂向后摆至侧平举，抬头挺胸。接下来，双臂由侧平举至胸前平曲，并后振1次，再收回，时间约1分钟。

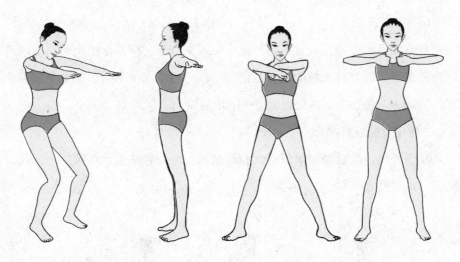

**4.交叉摆掌**

站立姿势，双手自然下垂，双掌在体前交叉，掌心朝内，然后两臂向外侧张开，张开幅度以自感舒适为宜，随即收臂，使两手掌恢复成交叉，时间约1分钟。

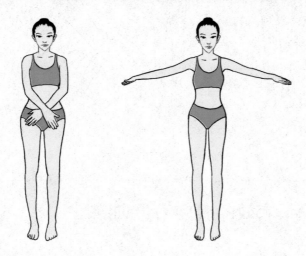

**5.双掌画圆**

双手掌心相对，保持大约10厘米的距离，两掌高低与裤腰带平，然后以上臂带动手臂作画圆运动，顺时针、逆时针各20圈。

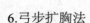

6.弓步扩胸法

身体成弓步姿势，双臂平伸，手掌微握空心拳，接着做扩胸运动，同时两脚踝部及下肢配合上肢的开合做两脚一前一后的屈伸运动，使上下肢及踝部得到锻炼。接下来，两只脚调换一下重复以上动作。

7.放松及整理并结束

双手搓热，然后按摩足三里穴和涌泉穴，另外腰部也重点按揉一会儿，时间约1分钟。

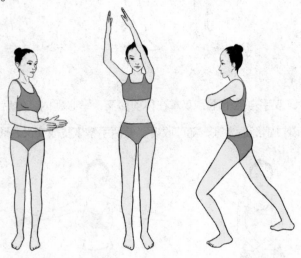

## 简单有效的肌肉力量训练法

如前所述，肌肉是人体最大的发热器官，女人之所以比男人怕冷，其中一个重要的原因就是女人肌肉少而男人肌肉多。因此，女性要想改善寒性体质，就应从提高肌肉量上多下功夫。

下面给大家介绍几种简单有效的肌肉力量训练法。

※ **膝盖伸缩运动**

身体直立，双脚分开，比肩稍宽，两手十指交叉，放于脑后；吸气，同时双腿弯曲下蹲；呼气，身体慢慢站直，恢复到最初姿势。

以上动作为一组，做完一组后休息1分钟，再重复做5次。

※ **肌肉忍耐力训练**

身体直立，双手十指交叉，放于胸前，用力向两边拉，持续10秒钟；双手姿势不变，将双手放在脑后，同样用力向两边拉，持续10秒钟。

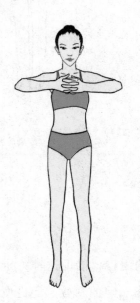

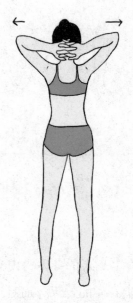

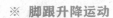
※ **脚跟升降运动**

身体直立，双腿轻轻分开，然后脚跟提起、落下，提起、落下，反复练习20次。

※ **石头、布运动**

身体直立，全身放松，伸直双臂，举至与胸同高；双手反复练习握紧松开的动作，即左手出布，右手出石头，左手出石头时，右手出布。

持续练习1分钟，注意双手握紧和松开的时候，指尖要用力。

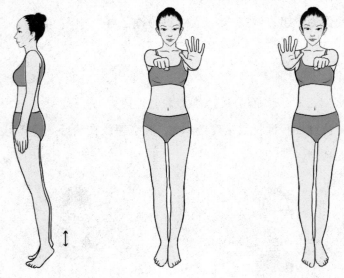

## 身体发力，温暖自来

"发力"是人的身体由内向外发出的力量，借助这种力量，不仅可以达到收紧身体的效果，而且还能给肌肉一定的刺激，促进血液循环，提升体温。

这里给体寒的女性朋友介绍一种通过身体发力使身体变暖的运动方法。

1.身体保持直立，双脚分开，与肩同宽，双手放于胸前，十指自然交叉，肌肉发力8秒钟，左右拉开。

2.双手放于脑后，十指交叉，肌肉发力8秒钟，左右拉开。

这个动作具有收紧头部、背部和腹部的作用。

3.双手放于腹部，十指交叉，腹部发力8秒钟。

这个动作具有收紧腹部和腰部的作用。

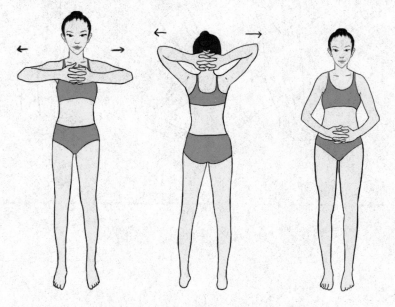

4.身体弯腰，双手十指交叉放于大腿，双腿发力8秒钟。

5.双手放于脑后，十指交叉，身体半蹲，从臀部往双腿发力8秒钟。

6.身体直立，双手自然下垂，放于身体两侧，抬起脚尖，保持8秒钟。

这个动作可以收缩腹部、臀部和小腿肚。

以上动作可反复练习2～3次。这一套暖身动作简单易行，并且不需要做走路、跳起等大幅度的运动，女性朋友在家里就能轻轻松松地完成。此外，由于它具有收紧身体的效果，女性朋友还可以借此达到减肥瘦身的目的，真可谓一举两得！

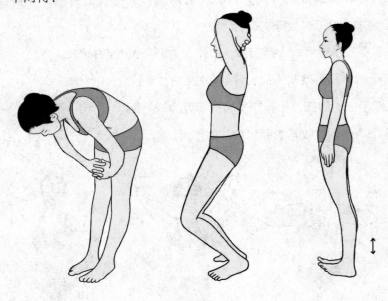

## 做做排毒操，暖身就这么简单

如前所述，体内血液运行顺畅，体温就能得到有效提升。但如果体内存有大量垃圾，血液的流通就不会顺畅，体温提升自然也会受到影响。因此，要想使血液顺畅流通，使身体变暖，清除体内的垃圾是重中之重。

下面给女性朋友介绍几套排毒暖身操，大家闲暇时不妨多做做，相信能收到意想不到的效果。

### ※ 转体运动

身体直立，双脚分开，与肩同宽，双手放于腰间；呼气，同时上半身最大限度向左后方转动；吸气，身体恢复到最初姿势。反复练习20次，然后换方向，重复以上动作，同样反复练习20次。

注意事项：上半身转动的过程中，双脚不能来回移动。

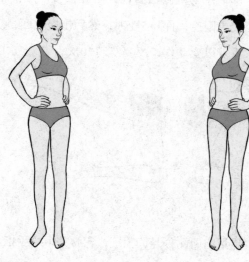

### ※ 单腿上举外展

床上仰卧，右腿屈膝，脚掌撑地，然后绷紧左脚尖，并向上举起，注意腿不能弯曲；吸气，同时右腿慢慢向外侧展开，感觉大腿内侧肌肉用力收紧，保持姿势10秒钟；呼气，身体慢慢恢复到最初姿势。

接下来换方向，重复以上动作。反复练习10次。

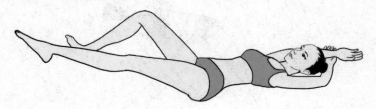

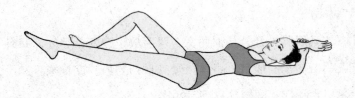

※ **四肢着地侧抬腿**

做出爬行姿势，即双手与两膝盖着地；右腿慢慢向外伸，膝关节自然弯曲，然后慢慢抬高至最大限度，保持5秒钟，然后慢慢收回，反复做20次。

接下来换左腿，重复以上动作，反复练习20次。

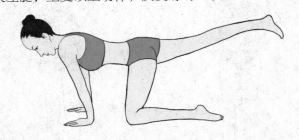

※ **体前屈触地**

身体直立，双脚尽量向两侧分开；吸气，弯腰并用左手指尖最大限度触及右脚附近的地面，这时会感觉到腰部赘肉有受压迫之感，然后恢复站立姿势。

接下来换方向，重复以上动作。反复练习10次。

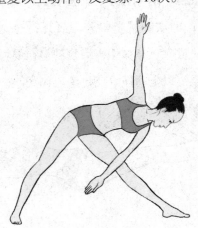

※ **侧卧抬腿排毒操**

在床上侧卧，用右手支起头部，左手自然放在身上，双腿伸直，脚尖绷紧；左腿慢慢上抬至一定高度，保持5秒钟，恢复最初姿势。

接下来换方向，重复以上动作。反复练习15次。

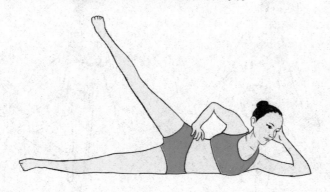

 # 学做骨盆操，做健康女人

女性骨盆里有很多关节，在伸缩的时候，经常出现弯曲，进而对其周围的神经、血管、骨盆内的卵巢和子宫产生不好的影响，降低其功能。从寒的角度来说，促进骨盆内的血液流动也是最重要的。很多女性患有痛经和月经不调，很大程度上与骨盆血液循环不畅有关。

骨盆操是强健骨盆、改善骨盆血液循环的有效方法，女性朋友不妨多做一做。

※ **卧式做法**

在床上仰卧，或躺在地板上，双臂呈八字形展开，放置于身体两侧，立起单腿膝盖，此时应保持身体笔直；缓缓向外侧放倒直立的膝盖，尽量贴向地面，脚底紧贴住伸直的另一只腿。上半身保持笔直，注意腰部不要晃动。姿势保持1分钟后，还原，再换腿练习。左右交叉进行，各5次。

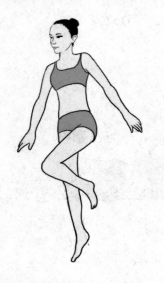
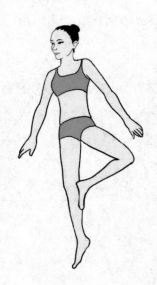

※ **站式做法**

身体直立，双脚分开，与肩同宽，弯腰屈膝，双手紧紧抓住双腿的膝盖，然后伸展背部肌肉，最大限度向左后方扭动身体，保持姿势5秒钟，恢复到屈膝姿势。

接下来，换方向，最大限度向右后方扭动身体，重复以上动作。左右交替练习，反复练习5次。

※ **坐式做法**

1.浅坐在椅子上，腰背挺直，于地面垂直，双腿并拢屈膝而坐，双手自然地放在大腿上。

2.上身向后仰，利用反作用于腰部的力度，做扩胸运动，肩胛骨向后打开，带动骨盆向前倾斜（注意臀部

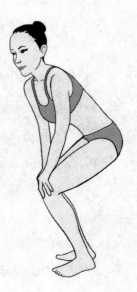

不要移动，腹部保持收紧的状态，被骨盆牵引向前）。

　　3.腰部向后移动，令腹部凹下，双肩向前收，令背部向后弓起，双臂被拉伸，骨盆随之带动向后倾斜。利用这样一前一后地倾斜骨盆，活动周围的肌肉，分解硬块。

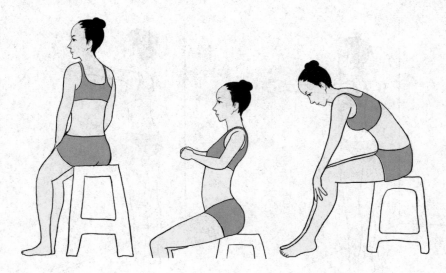

 ## 让家成为你的健身房

　　很多女性都以"忙"为借口而很少锻炼身体，其实，锻炼身体很多时候并非只有在户外或者健身房才可以进行，您完全可以把家当作健身房，家里的墙壁、床、沙发等都可以成为你的健身载体。

　　※　墙

　　双脚分开，与肩同宽，举起双臂，双手掌放在墙面上，然后上身向墙壁慢慢靠拢，拉开肩膀，双臂渐渐全部贴于墙面。保持姿势1分钟。

练习过程中，肩部可能会产生酸痛感，请根据个人情况适度练习。

做这个动作，载体除了墙以外，还可以是高大稳固的衣柜或者是一扇关好的门。

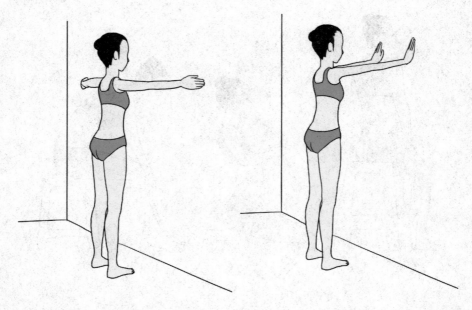

※ 床

1.躺在床上，双手抱住右腿，将右膝盖向胸部方向靠近，头向右膝盖靠近，停5秒，换另一侧，重复10次。

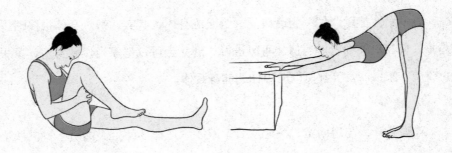

2.推床：推之前确定你根本推不动这张床。然后开始练习：双手撑住床沿儿，双腿并拢，以髋关节为轴，上下身体成直角，重心向前，双腿成小弓箭步。左右腿交换进行，时间为1分钟。

※ **矮凳**

先准备一张结实的矮凳（注意矮凳一定要很结实，不然会有摔下来的危险），放在地上（如果地面较光滑，您最好在地上铺一些防止打滑的东西）。

这其实是一种上升与下降的运动。先单足踏上矮凳（哪一只脚都可以），紧接着另一只脚也踏上去，双足并拢站在矮凳上。这便完成了上升的过程。

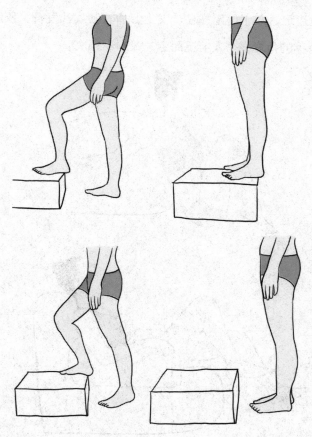

　　然后，将先踏上矮凳的那只脚退下来，紧接着另一只脚也退下来，恢复到原来的姿势。由此便完成了下降的过程。

　　这种简单易行的升降运动法，能在短时间里促进全身血液循环，使身体迅速升温。女性朋友在练习时，一般以两秒的节奏升降1次，持续练习5分钟。当然，还可以依据自己的体力适当增减练习时间。

　　※ **沙发**

　　1.坐在沙发转角的地面，背靠沙发，双臂舒服地撑在沙发上，屈膝，小腿绷直，脚尖点地。背部收紧，膝盖绷直，足尖指向上。保持姿势1分钟。

　　2.坐在沙发边缘，双手肘部撑在沙发上，肩背紧靠沙发背，双腿做蹬自行车状，腿与身体的角度视个人情况而定，做20~30次。

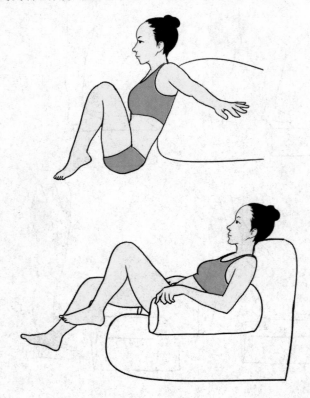

# 瑜伽四式，让身体暖起来

瑜伽是很多女性都十分喜爱的一种健身方式，常练习瑜伽，不仅可以强身健体，还能净化人的心灵。对体寒女性来说，练习瑜伽也是一种驱寒保暖的有效方式。下面，我们就教大家几个瑜伽动作，让你的手脚暖起来，提高免疫力。

※ **风吹树式**

基本站立姿势，双手十指交叉，翻掌向上；呼气，同时身体向左侧拉升；吸气，身体恢复到最初姿势。接下来，换方向，重复以上动作。

注意事项：练习过程中不要耸肩；向两侧拉伸时，臀部不要移动，手臂和腰部都要向一侧尽量拉伸。

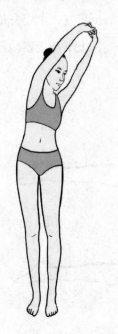
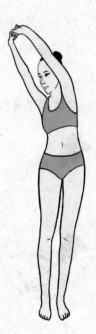

### ※ 下犬式

跪立姿势，双脚分开与胯同宽，双手分开比肩宽，脚尖踩地，手臂撑起身体，将臀部推到最高，再配合着尾骨往内卷，腹部与肋骨收紧，使整个身体不往下坠。

注意事项：练习过程中，要用手掌力量按压地面。

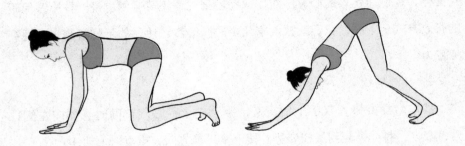

### ※ 眼镜蛇式

俯卧的姿势，下颌点地，双臂自然放于体侧，双手握空拳；双手掌心向下，指尖向前，放于胸的两侧，下巴抵于垫子上；吸气，上半身抬离地面，胸腔往前推，下巴顺势微抬，头略为上仰；呼气，上半身慢慢地还原于初始姿势。

注意事项：身体要尽量放松。

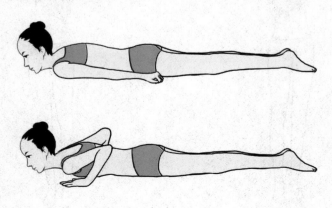

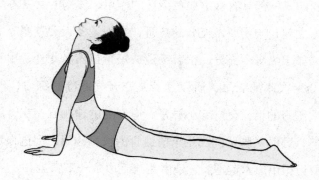

### ※ 幻椅式

基本站立姿势，将两臂径直高举头上，双掌合十；呼气，屈膝，放低躯干，就像坐在一把椅子上，大腿尽量与地面平行，胸部尽量向后收，保持姿势30秒左右；吸气，放下两臂，恢复基本站立式。

注意事项：刚练习时可稍微分开双腿，减少难度。

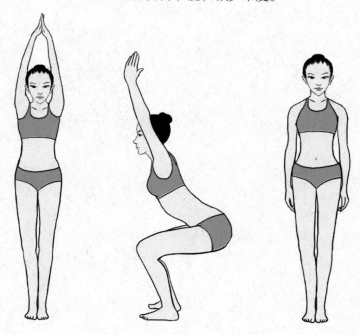

以上瑜伽四式，都具有促进血液循环的作用，体寒的女性不妨多练习。建议您在练习之前，一定要做充分的热身，特别是冬天天气寒凉，身体的韧带相对僵硬，如果热身不充分，很容易造成韧带拉伤。此外，由于练习瑜伽时，一般不会穿很厚的衣服，所以您若是在天气寒冷时练习，一定要注意保暖。不影响练习的话，最好穿上袜子，有专业的瑜伽五指袜，脚趾灵活自如，舒适自然，同时对脚趾间产生末梢血管的按摩作用，促进血液循环。练习结束后，要记得用热水泡泡脚，或者用热毛巾敷一下膝盖。

## 第五章　暖养有道，让生命之火烧得旺旺的

中医养生方法有很多，比如艾灸、按摩、刮痧、药物贴敷等。而这些方法大多借助刺激穴位的原理，扫除身体里的寒湿，为身体补充阳气，进而达到驱寒保暖、保健身体的目的。

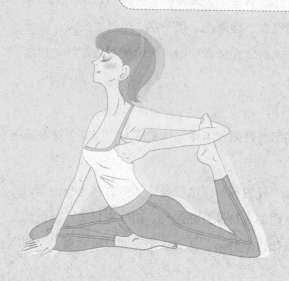

## 让艾的温暖驱走体内的严寒

有一种养生方法对寒性体质非常有效，那就是艾灸。艾灸是一种使用燃烧后的艾条悬灸人体穴位的中医疗法，有温阳补气、温经通络、消瘀散结、补中益气的作用。俗话说"家有三年艾，郎中不用来"。艾的温暖能扫除身体里的寒湿，让生命之火烧得旺旺的，身体自然康健。

※ **艾是能除一切寒湿的"纯阳之品"**

艾叶是艾灸的主要材料，我们的祖先早在3000多年前就开始使用艾叶，每年农历的四五月间，艾叶长得正茂盛时，他们将其摘下或连枝割下，晒干或阴干后以作药用。

由于艾叶主要生长于光照较为强烈、山峦的阳坡面，又是在每年阳气正处于上升阶段的时节采摘收取，所以是纯阳之品，具有起死回生、温经通络之神效。《本草从新》中记载："艾口苦辛，生温熟热、纯阳之性，能回垂危之阳，通十二经，走三阴，理气血、逐寒湿，暖子宫……以之灸火，能透诸经而除百病。"著名药物学家李时珍在《本草纲目》中赞誉以艾叶灸疗能够治百病、祛风邪，保人体康健。

※ **女人体寒，最适合艾灸扶阳**

女性为阴柔之体，最大的问题首推阳气不足、体质过寒，而艾灸是补充人体阳气的最好方法。

艾灸时女性最容易出现艾火传导的现象，也就是感觉热力在全身走窜，这说明阳气在沿着经络蔓延，从内部为身体补充阳气。阳气充足了，抵抗力就增强，不容易被疾病入侵，身体自然健康。还有一个有意思的现象，很多较胖的女性，经过一段时间灸疗，体重也会下降，这说明阳气足了，身体有足够的能量，于是开始大扫除——排毒清瘀。这也就能够理解为什么艾灸能够改善气色，使皮肤红润细腻有光泽。

女性的很多病都可以通过艾灸来治疗，没病时自灸也是极其重要的保健养生方法。常做艾灸，温气行血、散冷除湿、调和阴阳、扶正祛邪，随之而来的肌肤问题，例如长痘、长斑、黑眼圈、水肿等问题自然迎刃而解。

可以说，女人与艾草，天生是一对，艾灸是女人养生的法宝。女性朋友可在平时艾灸一些主要穴位（相关内容，会在以下章节中详细介绍），还可以坚持使用以陈年艾绒制成的艾灸养生用品，如艾绒红肚兜、艾绒坐垫、艾绒暖身裤、艾绒养生靠枕等。这些艾绒制品可以祛寒暖身、隔除寒湿之气，助气血运行，不浪费时间，不用自己动手，让您随时随地感受艾灸带来的好处。

**健康小贴士**

艾灸注意事项：

1.第一次艾灸可能会口干、偶尔便秘、疲劳，但不要担心，多喝水就可缓解。

2.脸部有伤口比如青春痘破损或刚做完手术，都不能艾灸，如发生过饥过饱、酒醉、极度疲劳、传染病、昏迷、抽搐，也都不适合灸。

3.灸后1个小时不适合洗澡或洗手。

4.经期也可以艾灸，但不适合推拿。

5.艾灸时要注意经常刮灰，以免灰掉落烫伤皮肤。

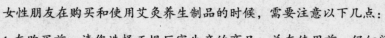

　　女性朋友在购买和使用艾灸养生制品的时候，需要注意以下几点：

　　1.在购买前，请您选择正规厂家生产的商品，并在使用前，仔细阅读说明书。

　　2.孕妇、产妇、重感冒、免疫力极差或有其他在疾病治疗期的女性请咨询医生，以免与其他药物发生冲突。

　　3.艾灸养生制品大多属纯艾绒填充，怕水，因此不得烫洗，经常在太阳下晒晒即可。

## 补血驱寒，一定要灸关元

　　关元穴就是人们常说的丹田，是人体贮藏元气的地方。中医认为，人活着就是靠一口气——元气，没有了元气，人就要死了。小孩子生下来的时候手是握着的，叫作握固，固的就是元气；人死的时候手摊开了，元气涣散，叫作撒手归西。关元穴就是关住元气，不让元气外泄的一个穴位，是人的救命大穴。

　　保养关元穴，可以补充元气，相当于在往我们的"健康银行"里贮存元气，以防止它的快速消耗。

　　对女人而言，这个穴位还是补血驱寒的要穴。

### ※ 灸关元可补血

　　关元穴是任脉上的穴位，任脉是奇经八脉之一，称为"阴脉之海"，也就是说人体的阴都汇聚到任脉当中，它气血充盈了，女子子宫当中的气血才会充盈，生殖能力才会比较旺盛，月经周期才会比较规律，血量才会充足。

而关元穴是任脉上的要穴，并且脾经、肝经、肾经三条经脉均交会于此，所以关元穴对女人而言其实起着蓄血的作用。

此外，因为关元是小肠的募穴，而小肠也具有造血的功能，所以艾灸关元可以促进小肠的造血功能，从而起到补血的作用。

### ※ 灸关元可驱寒

刚刚提到，关元穴是小肠的募穴。募穴是什么样的穴位呢？

它是脏腑之气积聚于胸腹部的腧穴。关元穴是小肠的募穴，意味着它是小肠的气积聚在腹部的穴位。

小肠的气是什么样的气呢？

大家都知道经过小肠的主要经络是手太阳小肠经。它是太阳经，这条经络里运行的是太阳寒水之气。关元既然是小肠的募穴，那么，在它所主管的区域里，也必然是太阳寒水之气。而在关元穴上做艾灸，艾灸时的火气，会透过关元穴，进入关元穴所主管的充满太阳寒水之气的区域，进而除去部分寒气。

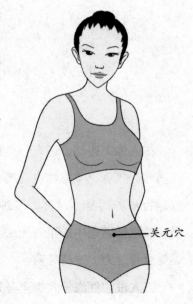

明白了关元穴的重要性，女性朋友在平时就要常灸这个穴位了。

### ※ 取穴方法

关元穴在下腹部，身体的正中线上，脐下3寸的位置，从脐中往下量四个手指宽度就是了。

### ※ 艾灸方法

每周艾灸关元穴3次，将艾柱点燃，对准

关元穴

关元穴熏灸,使局部有温热感,灸至局部皮肤红晕为止。

除了艾灸之外,还可以按摩关元穴。

**1.点揉法**

用一只手的食指或中指按在关元穴上,按压在穴位上要略有酸胀感,一次揉8~10分钟,一天一次就好。一般情况下,点揉关元穴选择睡前最为适宜。

**2.掌揉法**

双手交叉重叠置于关元穴上,稍加压力,然后交叉之手快速地、小幅度地上下推动。操作时间地点比较随意,但要注意不可以过度用力,按揉时只要局部有酸胀感即可。

这里还需要提醒大家的是,关元穴在脐下3寸,石门穴在脐下2寸。这两个穴位挨得很近。艾灸石门穴是中医自古的避孕方法,所以,想要生孩子的人,不要用艾灸关元穴的方法保健,以防止误灸石门穴,造成不孕。

## 气海穴:上天赐予女人的宝贝

在人体下腹部,还有一个和关元穴一样守护着生殖系统的穴位,这就是气海穴。气者,气态物也;海者,大也。"气为血之帅",气能推动精血水谷运行滋养周身,这样,五脏六腑才有足够的精力去各司其职。若小腹胀满,就意味着腹中的精谷无法送达全身,心脑无法得到滋养,所以,人就会感觉全身乏力、无精打采。

古人说"气海一穴暖全身",就是指气海具有温养益气、强壮全身的作

用。中医学认为，"阳虚则外寒"。也就是说，人体阳气衰微，气血不足，
卫阳不固，不能温煦肌肉以抵抗外来寒邪的侵袭，人就特别容易怕冷。气海
穴作为补气强身要穴，对那些因阳气不足、生气乏源而患有虚寒性疾病的女
性来说，可谓是上天赐予的宝贝。

※ **取穴方法**

气海穴位于人体下腹部，直线连结肚脐
与耻骨上方，将其分为十等分，从肚脐3/10
的位置即是。

※ **保健穴位方法**

1.按摩

先以右掌心紧贴气海穴，按顺时针方向
分小圈、中圈、大圈，按摩100～200次。
再以左掌心，按逆时针方向，如前法按摩
100～200次，动作要轻柔缓慢，按摩至有
热感，你就能感觉到体内的气血顺畅，身体
轻松。

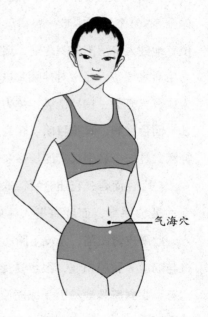

气海穴

2.艾灸

施灸时，可将灸条对准气海穴进行"悬灸"，即离开皮肤一二厘米，令
皮肤潮红并感到温热即可。也可以进行"隔姜灸"，即在穴位上放一片薄薄
的生姜片，再将点着的艾绒放在上面灸。每穴灸疗5～10分钟，具有明显的
温阳散寒、舒筋活血和祛湿的作用。

## 温养神阙，鼓一身之阳气

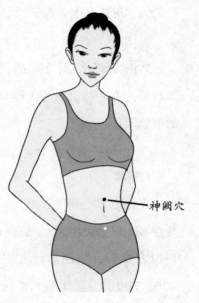

神阙穴就是人们常说的肚脐眼，它是人体全身361个穴位中唯一看得见、摸得着的穴位，地处人身阴阳相交之处，诸气会聚之所，为生命之根蒂。经常对神阙穴进行锻炼，可使人体真气充盈、精神饱满、体力充沛、腰肌强壮、面色红润、耳聪目明、轻身延年。因此，神阙穴是一个名副其实的长寿穴位。

神阙穴

对女性而言，它还有着特殊的保健意义。女性最怕寒冷，而肚脐是人体最怕着凉的地方，肚脐皮薄凹陷，无皮下脂肪组织，皮肤直接与筋膜、腹膜相连，很容易受寒邪侵袭，特别是经期女性，血管处于充血状态，穿露脐装最易因受凉而使盆腔血管收缩，导致月经血流不畅，时间长了会引起痛经、经期延长、月经不调等。此外，神阙穴邻近胃、肝胆、胰、肠等器官，如果肚脐受寒，人就很容易腹泻、腹痛、消化不良等。因此，让肚脐不受风寒之邪的入侵，对健康是十分关键的。

可以说，温养肚脐，可鼓一身之阳气。中医多年治疗实践也证明：通过按摩、艾灸等刺激神阙穴，上润养五脏，下可以温肾，从而能起到扶正祛病、益寿延年的作用。

※ 揉按肚脐

每晚睡前空腹，将双手搓热，掌心左下右上叠放贴于肚脐处，逆时针做小幅度的揉转，每次20～30圈，可起到温养神阙穴的作用。

※ **艾灸肚脐**

将燃烧的艾炷直接悬在脐中上方（1厘米左右）施灸，以觉得有温热感为度。每次灸15～30分钟，每日1次。

※ **药物敷脐**

敷脐疗法简称"脐疗"，是将药物放在脐中（神阙穴），上面用胶布或纱布等覆盖固定，以防治疾病的一种方法。

以下给大家介绍几个适合体寒女性所用的敷脐方。

1.用附子、细辛研磨成细末，加姜汁调成膏状外敷于肚脐上，再覆盖上清洁消毒纱布1块。本方具有补火助阳、散寒止痛的功效。

2.用桂圆肉3克，花椒六七粒，加上艾绒一同打烂，每晚睡前选适量敷于肚脐上，再覆盖上清洁消毒纱布1块。本方适用于脾肾阳虚、怕冷、爱感冒的女性。

3.取肉桂、炮姜、茴香各15克，研末，用米醋或黄酒调成糊状，敷于脐部，覆盖清洁消毒纱布1块，连用5～7天，可有效缓解痛经症状。

## 三阴交，为女人带来一生福报

三阴交穴，又名"妇科三阴交"，还有人把它称作"女三里"，顾名思义，这是一个对女性健康大有裨益的穴位。它是父母留给我们的巨额财产，毫不夸张地说，这是一个能保证女人魅力，带给女人一生福报的穴位。

## ※ 调补气血

前面和大家说过，女人一生因月经、妊娠、分娩等原因造成的失血或子宫肌瘤、子宫功能性出血引起失血，极易导致缺铁性体寒，所以对女人而言，补血是一生的健康功课。而三阴交穴位是肾、肝、脾三条经络相交汇的穴位。其中，肾藏精，这个精是先天之本，是我们身体秉承于父母的先天之精，它可以滋养我们身体的五脏，是五脏的根本，而肝又藏血，脾又统血，所以肝脾肾这三个脏腑对女性的血来讲，或者对女性的生殖能力来讲，是特别重要的三个脏腑。而三阴交穴作为三经交会的穴位，对女性健康的重要意义，自然就不言而喻了。

因此，平时经常刺激三阴交穴，能有效起到调补气血的作用。女人只要气血足了，身体自然会慢慢变暖，就会面色红润白里透红，睡眠踏实，而那些月经先期、月经后期、月经先后无定期、不来月经等统称为月经不调的疾病，也都会慢慢消失。

## ※ 排出毒素

三阴交穴位是脾经的大补穴。脾最大的功能之一是能够把人体的水湿浊毒运化出去。而很多女性之所以体寒怕冷，就是因为体内积聚了大量的毒素导致血液运行不畅。因此，只要经常刺激三阴交穴，就能把身体里面的毒素都给排出去。

正是因为三阴交穴具有这些功效，所以才能为辛劳的女人们带来一生的福报。

## ※ 取穴方法

在我们小腿的内侧足内踝间向上，把手的四指并拢起来，沿着内踝间往上四指，在胫骨的后面的这个位置上，这就是"三阴交"穴。

三阴交穴

**※ 三阴交穴的保健方法**

1.按揉法：用拇指或中指的指端按压对侧三阴交穴，一压一放为1次；或者先顺时针、再逆时针揉三阴交，持续5～10分钟。

2.叩击法：一手握拳有节奏地叩击对侧三阴交穴，20次左右，交替进行。

3.摩擦法：手掌擦热后摩擦三阴交穴，20次左右。

# 按摩阳池穴，手脚不再冰凉

体寒的女性一到了冬天大多都有手脚冰凉的症状，这是因为血脉不通，四肢得不到阳气温煦的缘故。那怎样才能改变呢？这里给大家介绍一个快速的方法，那就是刺激阳池穴。

阳池穴是三焦经的原穴。三焦经，联系三焦及人体所有的脏腑，而所谓原穴，是该经脏腑之气输注于体表的地方，对三焦经而言，原穴可激发五脏六腑之气。从穴位名称上来看，阳，天部阳气也；池，屯物之器也。"阳池穴"这个名称也说明了该穴的功能，即三焦经气血在此吸热后化为阳热之气。因此，刺激阳池穴，能起到温煦全身的作用。

此外，阳池穴皮下有手背静脉网、第四掌背动脉，布有尺神经手背支及前臂背侧皮神经末支。这说明刺激阳池穴能改善血液循环，进而可以将阳气通达四肢，所以能迅速缓解手脚冰凉的症状。

因此，手脚发冷的女性，一般只要坚持刺激阳池穴，便可不为冬天的来临而发愁。

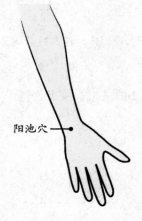

阳池穴

阳池穴位于人体的手腕部位，在腕背横纹中，当指伸肌腱的尺侧缘凹陷处。寻找的方法是，先将手背往上翘，在手腕上会出现几道皱褶，在靠近手背那一侧的皱褶上按压，在中心处会找到一个压痛点，这个点就是阳池穴的所在。

按摩阳池穴，要慢慢地进行，时间要长，力度要缓。最好是两手齐用，先以一只手的中指按压另一手的阳池穴，再换过来用另一只手的中指按压这只手上的阳池穴。这种姿势可以自然地使力量由中指传到阳池穴内，还用不着别人帮忙，可谓是简单有效。

## 大椎通阳，让身体暖起来

古人把阳气比作天空与太阳的关系，如果天空没有太阳，那么大地就将黑暗无边，万物不生。人也一样，人如果没有了阳气，就会羸弱不堪，甚至不能存活。由此可见，养护阳气是养生治病之本。在我们的身体中，就有这样一个养护阳气的穴位——大椎穴，只要运用好它，就能让自身这个"小太阳"发光发热，让身体暖起来。

大椎穴是人体三阳经和督脉交会的大穴，有"阳中之阳"之称，可以统领一身的阳气。所以刺激大椎穴不仅可以畅通三阳经的经脉，增进六腑的气血流畅，还能够弥补人体阳气，加强抵御外邪的功能。

因此，对体寒的女性而言，大椎穴是一个十分重要的保健穴位。一般手脚冰凉、关节疼、颈肩不适等，都可以通过刺激大椎穴得到缓解，以达到疏通经络、活血化瘀、御寒保暖的目的。

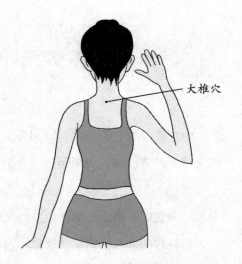

大椎穴

※ **取穴方法**

大椎穴位于颈根后，第七颈椎棘突起和第一胸椎棘突起之间。简单地说，将头稍微往前垂下，不动肩膀只动头颈部，会发现有的突起会动，有的突起不动，会动的突起处为颈椎，取穴时只要找会动突起的最下方即可。

※ **刺激大椎穴的方法**

1.按摩大椎

先将双手掌心搓热约1分钟，然后迅速按到大椎穴上，此时你会感到颈后温烫的感觉非常舒服，然后用手掌在穴位上反复揉搓5~10分钟。

2.生姜敷大椎

取鲜生姜，捣烂成泥，摊在布上，放于微波炉中加热（温度以皮肤能够承受为宜），敷于大椎穴上，能有效驱寒，特别适用于治疗风寒感冒症。

3.热水冲大椎

每次洗澡时先用热水冲大椎穴10分钟左右，直到穴位处皮肤泛红——这就起到了类似温灸的作用。沐浴后，要注意保暖。

4.热敷大椎

水盆里放上热水，把毛巾浸润其中，再反复以热毛巾敷大椎穴，整个头颈后背乃至全身皆觉得酷热时，再停歇。

# 温补肾阳，为驱寒之本

中医讲肾为先天之本，肾阳为人体阳气的根本，是生命的原动力，能温煦全身，温养脏腑。肾阳足，一身阳气也会慢慢充足起来。长此以往，人就会慢慢地不怕冷了。若肾阳不足，就容易肢寒、怕冷、面色苍白、疲乏无力、精神萎靡。因此，体寒怕冷的人最根本的保暖措施，就是要温补肾阳。

温补肾阳的方法很多，这里主要给大家介绍三个具有此功效的穴位。平时经常刺激它们，能有效起到强健肾脏、驱寒保暖的作用。

※ **涌泉穴**

涌泉穴位于全身俞穴的最下部，是肾经的首穴。《黄帝内经》中说："肾出于涌泉，涌泉者足心也。"意思是说，肾经之气犹如源泉之水，来源于足下，涌出灌溉周身四肢各处。所以，涌泉穴在人体养生、防病、治病、保健等各个方面显示出它的重要作用。俗话说："若要人安乐，涌泉常温暖。"经常刺激涌泉穴，可达到填精益髓、补肾壮阳、强筋壮骨的目的。

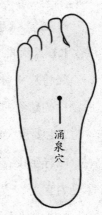

涌泉穴

刺激涌泉穴的方法很多，给大家介绍其中最简单的两种：

1.艾灸涌泉：用艾条或艾柱灸涌泉穴20～30分钟，每晚临睡前灸1次即可。

2.用按摩手法推搓、拍打涌泉：在床上取坐位，双脚自然向上分开，或取盘腿坐位。然后用双拇指从足跟向足尖方向涌泉穴处，做前后反复的推搓；或用双手掌自然轻缓地拍打涌泉穴，最好以足底部有热感为适宜；还可以取仰卧位或俯卧位，用自己双脚做相互交替的对搓动作。

※ **肾俞穴**

肾俞穴是背俞穴之一。背俞穴是五脏六腑之精气输注于体表的部位，是调节脏腑功能、振奋人体正气的要穴。《类经》中说"十二俞穴皆通于脏气。"背俞穴都分布在腰背部膀胱经上，各脏腑的背俞穴与相应的脏腑位置基本对应。肾俞穴所处的位置与肾脏所在部位也是对应的，为肾脏之气输通出入之处。因此，肾俞穴对于肾脏的功能有着非常重要的保健作用。

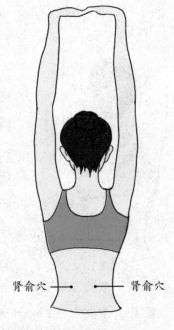

肾俞穴 ——　　—— 肾俞穴

长时间从事脑力劳动而又少运动的女性，平常多按摩肾俞穴，能够缓解久坐不动会引起的阳气相对不足，无力、疲劳等各类不适感。

肾俞穴位置在腰部，在和肚脐同一水平线的脊椎左右两边双指宽处即是。取穴的时候，身体直立或正坐，吸气，然后摸到肋骨的下缘，沿肋骨的下缘向后画一条水平线，交叉在身体腰的位置，腰这个位置有两块很硬的肌肉，此处就是肾俞穴了。

按摩肾俞穴的方法也很简单，双掌摩擦至热后，把掌心贴于肾俞穴，这样反复3～5分钟，或直接以手指按揉肾俞穴，至出现酸胀感，并且腰部微微发热。

※ **命门穴**

中医认为命门是两肾之间的动气，蕴藏先天之气，内藏真火，称为"命门火"，命门火衰的人会出现四肢清冷、五更泻的症状。命门之火就是人

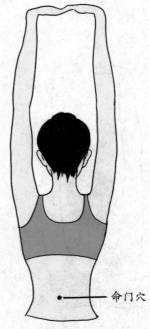

命门穴

体的阳气，命门火衰的病症与肾阳不足证大多一致。很多人有四肢冰冷的问题，睡觉时也总是不暖和，其实这就是中医里所说的"命门火衰"之相。

经常按摩命门穴可温肾壮阳，强腰膝，能治疗腰部虚冷疼痛、腹泻，以及女性虚寒性月经不调、习惯性流产等症。

命门穴很好找，因为它和我们的肚脐眼是前后相对的，所以，我们在找该穴的时候，只要以肚脐为中心围绕腰部做一个圆圈，这个圆圈与背后正中线的交点处就是了。

按摩命门穴不必在意方法、时间，方便的时候按揉按揉就能起到保健作用。艾灸命门穴效果更好，将艾条的一端点燃后，距离皮肤2～3厘米，对准命门穴艾灸，使局部有温热感而不灼痛为宜，每次灸15分钟左右，灸至局部皮肤产生红晕为度，每星期灸1次即可。

 ## 劳宫穴，补阳强心两不误

在我们的掌心处，有一个十分重要的穴位，这就是劳宫穴。取穴时，手握拳头，中指指尖对应的位置就是了。您可别小看了它，对体寒的女性而言，它可是一个天赐的宝贝。

### ※ 劳宫穴是人体补充阳气的通道

时下，通过练习气功强身健体的人越来越
多，想必大家都看到过气功练习之人打坐的情
景：双手手心相对，两手距离30厘米左右；手
指弯曲，两手自然放松，如同两手在抱一个大气
球，手呈锅底状。但是，您是否知道，保持这
样的姿势其实是通过手心的劳宫穴为人体输送真
气、阳气，以清除体内的风寒邪气。

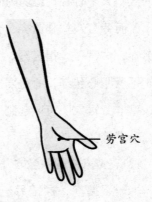

劳宫穴

从这个意义上来说，劳宫穴是为人体补充阳气的通道。佛教的参禅、打
坐，实际上是在进行气功修炼。通过长期的气功修炼，手心的劳宫穴已经打
开，能为人体补充必需的真气、阳气。我国古代的唐僧以个人之力去古印度
取经，那么荒凉的戈壁滩，远行几万里，需要有什么样的体质，才能坚持下
来呢？其实正是因为他长期地打坐、参禅，使其身体有了超长的耐力，所以
才完成了常人难以想象的功德。

### ※ 劳宫穴是强心要穴

我们知道，肾阳是一身之阳，能温煦全身。但肾阳是如何温煦全身
的呢？除了肾阳本身的蒸腾、气化作用外，还要依赖于心的作用。人体
血液在脉管中的流行，依赖于心气的推动。血液除了濡养身体器官外，
还有一个很重要的功能，就是把热量带遍全身。如果心脏虚弱，心气不
能很好地推动血液运行，肾阳再强，热量也不能被很好地布散全身，当
然就怕冷了。

同时，心肾在功能上联系也很密切，两脏互相作用、互相制约，以维持
正常的生理活动。肾中真阳上升，能温养心火；心火能制肾水泛滥而助真

阳。所以，阳虚的人固然要注意补肾，但也要考虑心的问题。很多体寒怕冷的人，大多有心肾虚弱的问题。

而劳宫穴就是这样一个强心的穴位，"劳宫"，顾名思义，"劳"，即劳作；"宫"，指宫殿。劳累了休息的地方，就是"劳宫"。"劳宫穴"属于手厥阴心包经，心是君主之官，心主神明，心包经对心脏起着保护作用，按摩"劳宫穴"可以起到强壮心脏、静心宁神的作用，常用于治疗失眠、神经衰弱等症。

※ 劳宫穴的保健方法

一手握拳，揉搓另一只手的手心部，直到感到手心微热，再换另一只手，交替进行。也可将两手顶于桌角上按劳宫穴，时间自由掌握。

此外，还可以劳宫穴与涌泉穴互相摩擦，即用右手的劳宫穴去搓左脚的涌泉穴，搓揉到温暖发热为止；反过来，用左手的劳宫穴对着右脚的涌泉穴去搓揉。这样，能起到心肾相交的作用。

 ## 刮拭背部，补一身之阳气

通过刮痧来补阳气，是一种比较简便的方法，刮痧部位一般选择背部居多。这是因为背部本身属阳，又有膀胱经等阳经循行，只要刮痧方法合适，就能激发背部阳气，进而带动一身之阳。

这种刮痧补阳的方法，对技巧的要求比较高，一定要注意刮拭手法和刮痧部位的选择。刮痧的力度掌握有点困难，太轻没什么效果，太重就不是补阳气了，而是泄阳气。一般来说，如果不熟练的话，还是轻点好，多刮几次，刮到皮肤微微发热即可。如果实在是对自己没信心，就选择隔着衣服刮，也是以皮肤微微发热为度。皮肤微微发热，其实也就是阳气被激发了的表现。

如果在刮痧时碰到有经脉气血瘀滞的情况时，注意不要图快，而是应慢慢治疗，分次刮拭。

※ **刮拭方法**

背部较长，面积也较大，应分段、分侧刮拭，可分为两段，先刮一侧再刮另一侧。背部一般很难自己刮痧，最好请别人帮助，最佳体位是俯卧位，也可骑坐在一把带靠背的椅子上。

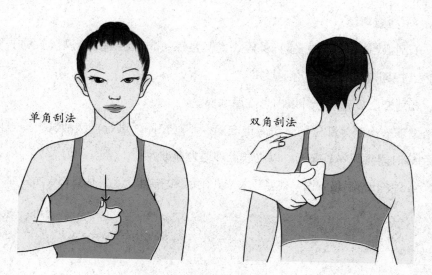

单角刮法　　　　双角刮法

1.用面刮法刮拭脊柱正中督脉，保养脊柱兼调理。

背部正中是督脉，督脉是一条贯穿头、背部正中线，并终于上唇中点的经脉。这条经脉因为多次与手足阳经和阳维脉交会，所以可以调节全身阳经的经气。

分3段在背部脊椎处涂适量刮痧油，然后用面刮法从上向下刮拭。

2.用双角刮法刮拭脊柱两侧，保健脏腑、保养脊柱。

脊柱两侧是紧护脊柱的肌腱韧带和肌肉，经常用双角刮法刮拭脊柱两侧，可以增加双侧肌肉的运动和肌腱韧带的韧性。

3.用面刮法刮拭脊柱两侧肌肉，保养脊柱兼脏腑保健、调理阳气和缓解肩背疼痛。

分段在背部脊柱两侧肌肉区域涂上刮痧油，然后用面刮法从上向下刮拭。刮拭过程中注意体会两侧肌肉的紧张和松弛程度是否大致相同；如果有出痧，观察两侧痧象是否均匀，若不均匀，表明脊柱小关节有或轻或重的紊乱。

※ **注意事项**

1.刮痧治疗时应注意室内保暖，尤其是在冬季应避寒冷与风口。夏季刮痧时，应回避风扇直接吹刮拭部位。

2.刮痧出痧后30分钟以内忌洗凉水澡。

3.前一次刮痧部位的痧斑未退之前，不宜在原处进行再次刮拭出痧。再次刮痧时间需间隔3～6天，以皮肤上痧退为标准。

4.刮痧出痧后最好饮一杯温开水（最好为淡糖盐水），并休息15～20分钟。

**健康小贴士**

## 什么是刮痧中的面刮法？

面刮法是最常用、最基本的刮痧方法。将刮痧板长边的1/2或整个长边接触皮肤，刮痧板向刮拭的方向倾斜，自上而下或从内到外均匀地向同一方向直线刮拭，每次保持一定的刮拭长度。刮痧板倾斜的角度一般是30°～60°，45°夹角最常用。这种方法适用于身体平坦部位的刮拭。

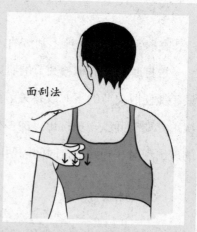

面刮法

### 什么是刮痧中的双角刮法？

双角刮法是角刮法的一种（还有单角刮法），即用刮痧板凹槽处的两角部同时刮拭，为"双角刮法"，如将刮痧板凹槽骑跨在突起的部位上（比如脊椎、鼻梁、下颌边缘等处），双角可同时刮拭脊椎棘突两侧或鼻两侧的部位。

## 拍打肘窝、膝窝，可以净化血液

肘窝、膝窝部位是手足经脉必经之路，肘关节和膝关节活动频繁。当血液中代谢产物过多，黏稠度增加时，经脉气血极易在此瘀滞，进而形成寒性体质。间隔一段时间拍打（拍打法是刮痧方法的一种）此处，只要血液内代谢产物增多而引起微循环障碍时，就会出痧。通过出痧的方式及时排出体内的代谢产物是较为简便的净化血液的方法。

※ **刮痧方法**

在肘窝或膝窝处涂上刮痧油，用拍打法拍打肘窝或膝窝。

拍打时肘关节和膝关节的肌肉要放松。为别人拍打肘窝、膝窝时，另一只手托住肘关节的下方或膝关节前面的髌骨部位。拍打的力度由轻渐重，两次拍打要有间歇，拍打出痧的多少因人而异，少出即可，也可拍打至没有新的痧出现时。开始拍打时间隔两周，以后每3～6个月拍打1次即可。

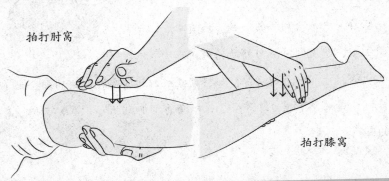

拍打肘窝

拍打膝窝

**健康小贴士**

## 什么是刮痧中的拍打法?

将五指和手掌弯曲成弧状拍打，拍打手法多用于四肢，特别是肘窝和膝窝的经穴。

弯曲的指掌与肘窝和膝窝完全接触，为实拍；指掌弯曲弧度增大，指掌中间部分不接触皮肤，为空拍。空拍与实拍作用相同，空拍还可以减轻疼痛。拍打前一定要在拍打部位涂抹适量刮痧油，而且躯干部位和颈部禁用拍打法。气血瘀滞严重时，拍打肘窝和膝窝可能会有较密集的青黑色痧象出现。

# 虚寒血瘀，就找膻中和百会

体寒的女性朋友，都或多或少有痛经的症状。中医认为，"不通则痛"，当体内有瘀血阻塞时，行经不畅，小腹自然疼痛。因此，虚寒兼有血瘀时，一定要搞清楚两者之间的关系。虚寒之人，必然是阳虚引起的，体寒则血液流动就会迟缓，阳气不足则推动无力，造成虚寒兼有血瘀。因此，两者之间是有一定因果关系的，治疗时要兼顾。

## ※ 膻中化瘀，百会驱寒

膻中就在两个乳头连线的中点。膻指的是胸部，膻中也就是胸部的中内，在胸膜当中，是心的外围，可代替心。膻中穴是心包经的募穴，也就是脏腑之气汇聚的地方。所以膻中又被称为气会。在膻中穴刮痧，可以散去寒气，理顺气机，气顺则推动有力，有助于行血，因为血是由气推动的。血行，则瘀血自散。

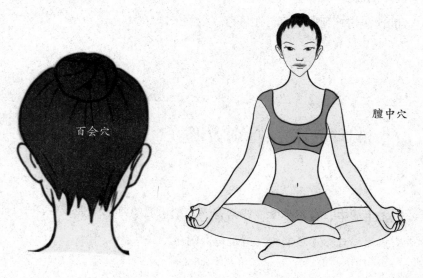

百会穴

膻中穴

百会穴位于头顶正中线与两耳尖连线的交叉处，穴居巅顶。头为诸阳之会，百脉之宗，人体的12条经络中有6条都汇集于百会穴，它们分别是手太阳小肠经、手少阳三焦经、手阳明大肠经、足太阳膀胱经、足少阳胆经、足阳明胃经。并且，这6条经都和有"阳脉之海"美誉的督脉相交汇。因此，经常按摩这个穴位，可有效补阳。

由此可见，膻中、百会两穴对振奋人体阳气，推动血液运行有非常重要的作用。所以，虚寒兼有血瘀时，一定要找膻中和百会来帮忙。

※ **膻中穴的按摩方法**

1.用一手拇指或中指螺纹面着力，定在膻中穴上，其余四指轻扶体表或握空拳，腕关节轻轻摆动，或小幅度环旋转动，使着力部分带动该处的皮下组织做反复不间断地、有节律的轻柔缓和的回旋揉动。

2.用右手小鱼际部着力，紧紧按压于膻中穴处，以手腕做高频率屈伸式的摆动为主，带动小鱼际做快速而有节律的振颤动作1～2分钟。

※ **百会穴的按摩方法**

按摩百会穴的方法很简单，用双手拇指的指腹在穴位上反复按揉50～100次。每晚睡前进行，还可有效缓解失眠症状。

 # 调理气血，告别胃寒

现实生活中，有不少女性经常胃痛，稍可温热疼痛就会减轻，平时口味淡、喜热饮，食物不易消化。这是胃寒的典型症状。

中医认为，胃寒大多是体内寒气导致的肠胃供血不足。因此，要告别胃寒，除了要驱寒保暖外，调理肠胃气血也是十分关键的。对此，我们可以通过按摩穴位来实现。这里就给大家介绍三个能调理肠胃气血，使胃部保暖的穴位。

### ※ 足三里穴

足三里穴是足阳明胃经的"合"穴，具有扶正培元、调理阴阳、健脾和胃、通经活络之功，特别适用于体寒、体虚的女性朋友。

足三里穴位于小腿前外侧面的上部，犊鼻穴下3寸，距胫骨前缘1横指（中指）处。

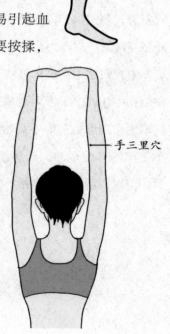

足三里

刺激足三里穴，可以用同侧的拇指按揉或用光滑木棒按揉，也可以用艾条灸。因为小腿部皮肤较厚，力量可以适当大些。但用力时不可以憋气，否则容易引起血压上升。操作不限时间和场地，但注意每天都要按揉，持之以恒才能有效。

### ※ 手三里穴

手三里穴

手三里穴是大肠经上的一个穴位，对肠胃功能有着很好的调节作用，尤其是对于胃寒的人，手三里穴比足三里穴还好。这是因为大肠经是需要气血很充足的经络，肠胃的气血充足了消化吸收就会得到保证，而胃寒就是血液"因寒而滞"使胃部供血不足造成的病症，所以按摩手三里穴能给肠胃补充气血，缓解胃寒症状。

手三里穴的位置也很好找，在前臂背面的桡侧，肘横纹下2寸处。

按摩手三里穴的方法很简单，可以用双手食指互按对侧穴位。每次两分钟左右，每日两次，力度要适中。

※ **中脘穴**

中脘穴是胃经的募穴，"募"，有聚集、汇合之意，此穴是胃部气血聚集之所，同时号称胃的"灵魂腧穴"，具有健脾和胃、补中益气之功。

中脘穴位于人体上腹部，前正中线上，当脐中上4寸。取穴时，可采用仰卧

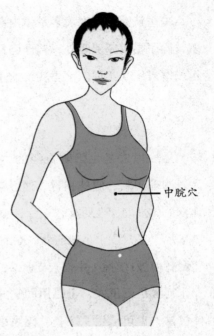
中脘穴

的姿势，该穴位于人体的上腹部，前正中线上，具体找法如下：胸骨下端和肚脐连接线中点即为此穴。

中脘穴常用的按摩方法是按揉法或摩揉法。摩揉，即是双掌重叠或单掌按压在中脘穴上，顺时针或逆时针方向缓慢行圆周推动。注意手下与皮肤之间不要出现摩擦，即手掌始终紧贴着皮肤，带着皮下的脂肪、肌肉等组织做小范围的环旋运动，使腹腔内产生热感为佳。操作不分时间地点，随时可做，但以饭后半小时做最好，力度不可过大，以免出现疼痛和恶心。

# 第六章　暖心即是暖身，调心养身两不误

　　我们的身体里有一个调节体温的装置，这就是自律神经。当自律神经系统失调时，它就无法调控人体在不同时段的体温变化。而引起自律神经失调的主要原因，就是身体持续处在紧张压力的状态下。

　　因此，要想消除寒证，我们还需要从调节心理情绪入手，学会给自己减压。正所谓"暖心即是暖身"，心灵的温度提高了，身体也会变得暖和起来。

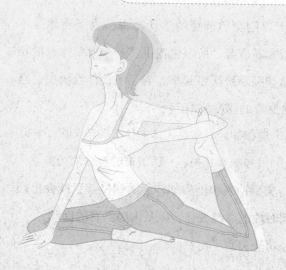

## 压力大，寒证不请自来

寒证与人的压力也有关，这种寒证是由于自律神经紊乱而引起的。

### ※ 自律神经——调节体温的装置

自律神经，是指它独立自主而无法用人体自己的意志去控制的神经，分为交感神经系统与副交感神经系统。在正常情况下，自律神经系统在交感与副交感神经系统之间保持着绝佳的平衡，并对我们体内的内脏器官，以及身体寒热进行调控，而且它有一定的节奏韵律。一天、一年、一生的周期都是如此。

以一天来说，白天主要是交感神经的活动，人体呼吸和心脏机能都非常活跃，体温和血压较高，以保证我们完成白天的运动。到了晚上，则由副交感神经发挥作用，心脏的跳动和呼吸频率都减少了，体温和血压也稍下降，为休息或睡眠做好准备。

再以一年的周期来看，夏天以副交感神经的活动为主，为了让体温下降，就拼命流汗，另外也因为较容易疲劳，所以也提供了一个要多休息的状态。与之相反，在冬天换成交感神经系统活络起来，为了不让体温流失，必须让皮肤附近的血管收缩，也让血流的速度放慢。

由以上分析，我们不难看出，自律神经其实是人体的体温调节装置。它就像分布在整个身体的绳索一样，一边控制着开关，一边调节着身体的功能。

而一旦自律神经功能失调，交感神经和副交感神经的切换装置就会出现紊乱，进而无法调控人体在不同时段的体温变化，以及内脏器官的活动。

那么，是什么导致自律神经功能失调了呢？

### ※ 压力大导致自律神经失调

现代医学研究发现，导致人体自律神经失调的主要原因，是身体持续处在紧张压力的状态下。因为长期的压力会耗损神经细胞，使得身体运作出现问题。从交感与副交感神经的相互关系上来说，交感神经发挥作用时人会变得活跃，而副交感神经活动时会使人放松，两者会根据需要像开关一样进行相互交换。而一旦人处于压力状态时，交感神经会经常处于活跃状态，副交感神经的活动性就会降低，而此时，人体调节体温及促进与抑制血液循环的机能开始变得低下，人也会感到寒冷。

由此可见，持续不断的压力会导致自律神经失调，而自律神经失调的直接结果，就是诱发寒证。

当下社会生活中，现代女性已经撑起了半边天，有自己的工作和事业追求。但处在快节奏的时代，她们同时也面对着来自各个方面的压力，比如就业、竞争、家庭以及婚育。其中，就业和竞争的压力来自于社会，可视为外部压力；而家庭和婚姻压力则属于职业女性的私人生活，属于内部压力。不管是外部压力，还是内部压力，都让女性身心疲惫，无所适从。

从外部压力来说，现代职场就像一个巨大的高压锅，每个身处职场的人都能感受到压力的存在。长年累月地工作，超负荷地运转，以及新知识的飞速更新，特别是当不幸遇到一个不是那么通情达理的上司抑或受爱人、孩子的牵绊时；当精神和体力以及知识结构都开始力不从心时……种种压力的叠加，会直接影响情绪和心态，影响身体健康。

可以说，这种内外叠加的压力，对女性寒性体质的形成，起到了十分重要的作用。因此，女性要想告别寒性体质，还需从调节心理状态入手，学会释放压力，以获得身心健康。

## 体寒，降低了心灵的温度

前面我们谈到，人的压力大，会诱发寒性体质的形成。其实，人的情绪状态与寒证之间是相互影响的关系，即寒证的加剧，也会反过来诱发人的不良情绪，即体寒会降低人心灵的温度。

### ※ 体寒，降低了我们感受幸福的能力

我们平日里的感动和幸福，是从哪里产生的呢？美丽的风景、美妙的音乐、令人高兴的事情等，都可以给我们带来感动。实际上，感动和幸福并不是从外部产生的。当我们看见美丽的东西会觉得美丽，遇到高兴的事情会感到高兴，这些感觉其实都是我们的内心所感受到的。而使我们的内心产生"感觉幸福的能力"的，就是生命的根本性活力。

这种生命的根本性活力，能够提高身心机能的活性，调整动作的协调性，使人体产生生机勃勃的免疫力。当它能量旺盛时，人体体温就偏高，这时人的内心就会充满活力，行为也很活跃，常从日常生活的琐事中感受到幸福和快乐。即使是遇到一些不开心的事情，也会让自己很平静地面对。反过来，当它能量减弱时，人体体温就偏低，人的内心感受就会变得迟钝，不管多么美好的东西，都会觉得了无生趣。

### ※ 体寒，让宅人越来越多

宅人，是指除工作、必要的购物、旅行以及其他必要的出门以外，平日不喜欢外出的一群人。现代社会生活方式的便捷化，使得宅人越来越多。除此以外，"宅"还和体寒有很大关系。

一般体寒的人，自律神经系统中副交感的活动性较差，所以这类人身

心普遍都很沉重、懒惰，不爱运动，每天昏昏沉沉，睡眠时间很长，没有饥饿感（这是体寒使得消化能力减弱所致），等等。而这恰恰是很多宅人的表现。

### ※ 体寒，让生命之火减弱

A小姐是个工作非常认真，无论做什么事都很严密的人，就因为此，她总能得到老板的赏识。但令A小姐苦恼的是，每到秋冬季节天气转凉时，她就像变了一个人。尽管平时保暖工作已经做得很到位了，可是只要一受凉，感冒就不请自来。更要命的是，自己的精神状态严重受到影响。整个人完全没有精神，做什么事都提不起兴趣，即便是强迫自己努力去做，但还是不能集中注意力。

A小姐的情况属于较为严重的体寒所引起的情绪不佳的问题。因为身体的寒冷减弱了生命之火，所以A小姐才会在工作上变得懈怠，做事没有干劲儿。

### ※ 体寒，让抑郁症袭来

当今时代是"压力的时代"，因抑郁症而苦恼的人越来越多。现代医学证明，体温低下是抑郁症的一个诱发因素。

美国一位名叫米勒拜鲁的医生曾对4000名精神病患者进行过追踪调查。结果表明，最后自杀的人体温都很低。世界上忧郁症患病率最高以及自杀人数最多的国家为匈牙利、芬兰和瑞典等北欧的寒冷国家。

忧郁症大多在每年的11月至第二年3月发病，患病的人体温偏低，并且在上午的时候体温一直升不上去，这也说明了忧郁和低气温、低体温都有关系。

以上是我们分析的体寒所带给人的几种负面心理情绪，而要想改变这些心理状态，除了要好好调节心理外，还要全面做好驱寒保暖的工作。只有驱除了体内的寒气，我们的身心才会真正健康起来。

# 没有欲望，哪来的压力

工作压力大，身上负担重，家庭生活也不轻松……每个女人都期望生活更好些，但现实世界却并不是那么随心。

心理学专家说，现代女性的情绪问题，不是因为得到的太少，而是因为她们无法放下更多的欲望：没有房子的时候，想要一个房子，等到房子有了，又觉得小，想换大房子；总觉得自己衣橱里的衣服不够多、不够漂亮，总觉得自己的孩子不够懂事、不够优秀；升职了，还想得到更高的职位、更高的薪酬，但现实很残酷，因为在任何一个单位内，领导岗位总是少数；想要老公努力工作赚更多的钱，同时又想让他多分些时间和精力来照顾家……

由内心的欲望所带来的是虚荣心、攀比心。这也是导致女人压力大、产生负面情绪的罪魁祸首之一。它会让人失去一份享受生活的平衡和安然。在攀比的过程中，人总是想要追逐别人有的东西，而又往往苦于得不到，身心遂皆被驱使着，气喘吁吁地拼命赶，好不容易赶到一个点，必定又有人在前面远远地招摇。人与人之间的差异是永远存在的。当被别人"攀"的时候，得到的是一点可怜的优越感、满足感，但这种建立在级差之上的所谓"幸福感"是倏忽、相对而又脆弱的，也许很快就会被"比"不上另外人而滋生的嫉妒、怨恨和弱势感所取代，心理会在瞬间失衡，快乐也逃得无影无踪。

今天的社会很浮躁，大多数人自愿不自愿地随波逐流，由内而外包裹着浮躁气息，不能恬静下来的女人又怎么会优雅悦目呢？

我们常说："身在福中不知福"！其实好多人都会出现这样的情况，往往我们只会看到事物的缺陷，却忽略了另一面的好。很多女性往往看不到自己所拥有的幸福，总是去追求那些不切实际的东西，因此她们充满抱怨，自己也过得很不快乐。

上苍不会偏爱任何一个人，放下心中更多的欲望，珍惜眼前所拥有的，你就能获得最大的幸福。

 ## 向内找，遇到快乐的自己

你知道看过《红楼梦》的男人最喜欢红楼梦里哪一种女人吗？

既不是多愁善感的林黛玉，也不是无情冷艳的薛宝钗，而是那个娇憨可爱的史湘云。为什么呢？因为史湘云能带给人快乐，她的家境不如他人，但她从不抱怨，默默帮家里解围，和大家在一起的时候还是一副乐天派。

看来，做一个快乐的女人，能为自己的人生增加筹码。

我们生活在一个中立的世界里，在我们身上发生的事没有绝对的好坏，只有事实。而事实就是事实，它是真实的，在我们的生活中发生，它既不好也不坏，只是我们在心里认定它是正面还是负面。一般来说，人们对生活的反应，无论是高兴还是难过，都是来自于我们内心的感受，这种感受可以改变我们对周围一切的认识与判断。

没有什么能让我们快乐，除了我们自己。没有什么能让我们变得不快乐，除了我们自己。但不是所有的人都明白"快乐来自内心"。我们的大多数人从一出生就开始从外界寻找快乐，将快乐建立在外界发生的事情上，不信你看：

　　"我想去逛街……亲爱的，你能多陪陪我吗……我想要那件玩具……我不想睡觉，想看电视……我想让那个男孩做我的男朋友……我想进一所好大学……我想找到一份好工作……我希望他向我求婚……我想要一套房子……"

　　这些是我们不同时期所期望的美好事情，我们相信这些事情的实现能让我们快乐。但是，如果没有成为现实呢？当我们没有得到想要的东西时，我们会很痛苦。我们会感到失望、生气、焦虑、不安、迷惑，反正不是快乐。我们对生活、对爱情充满了期望，然后把自己放在这样一个境地——快不快乐要看期望的满足程度。这就是我们的生活，无数次从期望到失望，继而是不快乐，每一天都是如此重复。

　　生活原本变化多端，我们根本没办法控制周围的人和事，不管多么努力。假如将自己的快乐建立在外界发生的事情上，我们只会让自己变得依赖别人，让别人决定我们是否快乐。我们阻止不了有些事情的发生，也无法要求别人的言行举止像我们所希望的那样。有些人总是希望创造一个完美的环境，竭力使自己生活中发生的每件事都和平安宁。殊不知，这就好比在波涛汹涌的海洋里寻找平静，肯定是徒劳。

　　当一个女人了解身心之间的关联，懂得心底的灿烂决定外在的气质，她就会领悟到，不管自己的外表如何，只要内心真的觉得快乐，就会从灵魂深处焕发出奇特的光彩。

## 卸下完美的包袱，生活才能完美

现代社会生活节奏快，人们普遍压力较大。就每天的压力程度而言，女性比男性更辛劳，尤其在家庭、职业、金钱方面，女性感到的压力远远超过男性。其背后的原因，除去社会外界因素，女性自身的心理因素占了很大成分。其中，她们事事追求完美的心态是造成压力感的重要原因之一。

完美主义者的最大特点是追求完美，一方面，为了让自己的事业或家庭的各个方面都更加出色，她们总给自己施加压力，制定过高的不符合实际的目标；另一方面，完美主义者总是认为生活中什么事情都不完美，于是她们努力去改善，不惜在细节上下功夫，尽量使其变得完美。

然而，由于她们常常把目标定得过高，带有明显的强迫心理，对自己要求苛刻，会使自己长期处于紧张与焦虑的状态。当人们的心理被"完美"的目标强迫时，身体也会随之出现一些与之对应的状况，如易疲倦、胃口不好、记忆力下降、注意力不集中、睡眠质量差等，如此一来，严重者还会诱发各种疾病。

女人不是蜗牛，不需要一生都背着重负前行。世界上百分百的完美是不存在的，那只是一个指标，并不是追求的目的。追求完美的女人不会快乐，倒不如学习接受世上的不完美，修炼自己豁达安静的内心。

※ **发现生活中的"雷区"**

现实生活中，女人完美追求的不外乎几个方面，如自身、孩子、工作、房子、家庭、交际等。检查每一个方面，记下自己所期待的情形，问问自己哪个方面可以最轻松地减压，然后选择一种最容易尝试的方法，比如在工作方面每天早点离开办公室，在家庭婚姻方面对自己的另一半少提些要求，在对孩子的教育方面减少三成的期许，等等。

※ **重估所谓的"缺点"**

尽力列出一个单子，总结出完美给自己带来的好处，最好连小细节也不要放过。比如，在工作上从来没有被批评，薪水也不低，很满意自己的表现。然后，我们再建立另外一个单子总结一下由此带来的生活中的缺憾：生活中没有自己的时间，总是在和自己的钱包做斗争，工作上任何一个小小的错误都会让自己十分难受，从来都没有真正完全放松过……通过对比这两个列表，你就不难看出自己因为追求完美的生活而付出的实际代价。

※ **重寻快乐之旅**

为了品尝到快乐，我们要慢慢地学会放弃一些事情，而不是事事都全局掌控。接受不完美，这是制造快乐的法则，虽然可能不会得到最完美的结果。试着"做得更好"而不是永远追求最出色的，试着在庸常生活中时不时地停下来欣赏一下路边的风景，享受片刻欢愉时光。

※ **接受自己**

接受自己的不足、弱点和错误，是一种人生的经验，也是一种成长的过程。过高的要求不仅仅会成为自我的枷锁，对别人来说无疑是一座监牢。相反，保持不完美，会使我们的周遭事物更容易处理，更充满温情。有时候，我们是可以犯错和小小地脆弱一下的，事实上，所有的人都一样，我们都不可能完美。

# "喊叫疗法"，把压力喊出来

在一间关得严严实实的屋子里，一位年轻女性双手紧抓头发，面对墙壁狂呼大叫："你让我绝望了！我不准你进我的屋子！你破坏了我的生活，我要把你扔到窗外去，我要把你撕成碎片……"这并非表演，而是目前正在国外逐步开展的新式疗法——喊叫疗法。

病人口中的"你"并非指某个具体的人，而是指长年以来所遭受到的思想上或感情上的压抑。"喊叫疗法"就是通过急促、强烈、粗犷、无拘无束地喊叫，把内心的积郁发泄出来，从而平衡协调精神状态和心理状态。

现实生活中压力大的女性，要学会为自己释放压力，因为不释放，埋在心里，就可能为未来的一次爆发种下了一粒种子，结果可能更不好。因此，发泄是必要的，女性朋友们不妨试试这种"喊叫疗法"。

大家可以找一些空旷的地方如在公园、广场、海边或山野首先深呼吸一口大气，然后大声喊叫，这样不但可以舒展情绪，对扩大肺活量也很有帮助。

在我国的传统气功疗法中，有一种叫"哼哈吐纳"法，和"喊叫疗法"有着同样的功效，其步骤如下：

1.找一空旷的地方，放松站立，深深吸入一口气。在吸气的同时，左、右手握拳，右拳抬起，高过头顶，虎口向自己。

2.呼气并且同时瞪眼发出"哼"的声音，尽量延长，同时紧握拳。待气出尽以后，再用最后的力发出"哈"音，同时两手尽量张开。

3.进行第二次深呼吸。在吸气的同时，手势同上；呼气时，瞪眼，两手

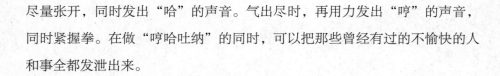

尽量张开，同时发出"哈"的声音。气出尽时，再用力发出"哼"的声音，同时紧握拳。在做"哼哈吐纳"的同时，可以把那些曾经有过的不愉快的人和事全都发泄出来。

 ## 学会倾诉，把压力说出来

很多人都有这样的体会，在有烦恼或者心情不高兴的时候，找朋友或者亲人述说一番之后，心情就能好起来一大半。大家不要小看了这种述说，对平时压力较大的人来说，这是一种很好的释放压力的方法。

这是因为说话的过程就是宣泄的过程，自己有了想法，没有输出的渠道，憋着就很难受，而一旦说出来了，心里立刻就有种轻松的感觉。再者，说出来也是在讨论问题，说不定在听别人的意见时还会获得解决问题的方法，哪怕得到一点儿启发也是好的。

因此，有压力的时候就要说出来。而女人通常情况下是有倾诉欲的，所以这种述说的方式，非常适合女人。

※ **与爱人说说枕边话**

工作上的压力，可以和爱人唠唠。有时候，爱人会从异性的角度帮你进行利弊分析。双方拉着手，肌肤之间的亲密接触，娓娓道来的分析和判断，会让你深深地体会到家人的理解、支持和爱抚，这种用金钱买不来的幸福，能揭开你心头的一团乌云，让你以宽容、豁达、乐观的心态泰然处之。

※ **找闺中密友"煲电话粥"**

找闺中密友聊聊心事，是最佳的选择。因为某些时候丈夫可能会觉得做妻子的唠唠叨叨，但亲密女友绝对不会嫌弃你啰唆。而且，更重要的是，在一番倾诉之后，你总能得到她们的理解、经验总结，以及强有力的保护和支持。

※ **用日记、博客、微博等形式记录自己的真实感受**

当你无法向人倾诉内心感受，但内心世界却已经波澜起伏时，你可以把自己内心的矛盾冲突、情感碰撞、曲折经历等用文字宣泄出来，让文字帮你梳理情感，使心情得到缓冲、释放。除了日记，还可以写博客、微博。这样适时地倾诉，能慢慢地对自己的内心起到疗伤的作用，让自己从压力和痛苦中走出来，把失败的精力变成有益的经验。

※ **与"忘年交"倾诉**

作为长辈，"忘年交"人生经验丰富，到了暮年遇事处事更是会理智、冷静，因此，压力大的时候和"忘年交"述说一番，相信会给你更多人生意义上的指导。

※ **与自我对话**

每个人都有多面性，当遇到问题的时候，常常会被很多因素所左右，一时难以做出选择，或得出结论。心理学家建议，你可以自言自语，也可以对着镜子里的自己说。"自我对话"的目的，是帮助自己对不合逻辑、不合理的思想保持警觉。

当你无法向别人倾诉的时候，走在路上，或独自在家中，一边做饭，或一边洗浴的时候，你可以尝试着充当两个角色，自己提出问题，另一个自己回答问题。这样有问有答，最终你会发现，答案就在你的内心。

# 笑一笑，唱一唱：最快乐的减压方法

笑是种行之有效的、积极的心理暗示。它能对人的情绪和生理状态产生良好的影响。当你绽开笑脸时，实际上已经在给自己一个暗示，那就是你很快乐。唱歌也是如此，当美妙的歌声响起的时候，人的心情很快会开朗、明快起来。

大笑或唱歌除了能调节人的情绪外，还有很多好处。

※ **笑或唱可以活动腹肌，按摩内脏**

我们都有一个体会，就是大笑或唱完歌后，总感到腹肌有些疼。这是因为笑和唱都会活动腹肌，所以我们会感到肌肉疼痛。

其实，大笑和歌唱的功效不只是活动腹肌，二者引起的横隔膜的上下运动，可以起到按摩内脏的作用。这样一来，受到刺激的内脏，便具有了活性，这样我们就能从体内焕发出活力来。位于体内的内脏当然是不可能用手直接来进行按摩的，但是通过笑和唱，我们就能自然地进行按摩了。

※ **笑或唱可以提升体温**

大家都知道，婴儿在母体胎内时，是通过和母体相连的脐带，从血液中获取氧气的，也就是说它不需要进行呼气和吸气这样所谓的"自力呼吸"，氧气也能自然地进入到体内。但是婴儿是从脱离母体那一刻才开始肺呼吸的，"呱"的一声，也就是婴儿开始自立呼吸的第一声，是肺呼吸的最初的呼吸声。

转换呼吸方式的这一激烈的瞬间，婴儿通身变为红色。诞生后呼出第一口气时，体温上升。像这样，从出生的瞬间起，人的身体就本能地遵循"呼气——提升体温"的原则。呼气和体温升高，已经与生命难解难分，是一种真正的生命活动。

而我们笑或唱时，呼吸是"呼"多于"吸"的，依据"呼气——提升体温"的原则，大笑或唱歌从某种意义上来说，也能起到提升体温的作用。

※ 笑或唱时，可排出体内废物

自然界中的粉尘、金属微粒及废气中的毒性物质，通过呼吸进入肺脏，既损害肺脏，又通过血液循环而"株连"全身。而人体通过呼吸，可以排出体内这些废物。特别是在"呼气"力量更深长的时候，更有利于废气的排出。

刚刚说过，当我们笑或唱的时候，呼吸是"呼"多于"吸"的。痛快地歌唱欢笑时，呼吸量是平时的4倍，这种充分的"呼气"，可以排除体内的废弃物。

综上所述，笑或唱作为情绪调节的一种方式，对身体的健康有着十分重要的意义。因此，请尽情地大笑或唱吧！

# 漫步：行走心灵瑜伽

当你感觉压力袭来，令自己无所适从时；当你感到百无聊赖，做事提不起精神时……你应该出去走走，享受漫步带来的幸福感。无论什么时候，行走都充满了自由的体验和观察，那些不经意的遇见和意外惊喜，都是无穷无尽的想象力的源泉。

行走时，把注意力放在姿势、看、听、呼吸和冥想上，哪怕环境再嘈杂，心灵都会变宁静，整个人也会因此大不同。无论宽阔柏油路还是狭长小道，甚至地铁、楼房的楼梯，抑或公园、湖边，都是漫步冥想的"幸福地"。行走对于我们的意义，无异于一场"心灵瑜伽"。

※ **走路姿势：健步如飞**

心理专家认为，从一个人的步伐节奏、速度、姿势中，能看出他的气质或心境。微缩脖子行走的人显得超没自信；打开双臂迈大步的人看起来自由奔放；挺直腰部、小心翼翼走路的人，生活中也十分认真谨慎。你曾认真地观察过自己的走路姿势吗？或对自己的走路姿势有不满吗？如果有，从现在开始改变走路姿势吧。

走路时上身挺直，手呈握拳姿势，脚跟先贴地，身体重心从脚跟沿着脚外侧、小脚趾附近、脚拇趾附近、脚拇趾的顺序转移到脚尖，然后脚掌贴地。以这种姿势行走，你的体重将分散到整个脚掌，脊椎仍能保持挺直。用整个脚掌支撑身体，还能促进血液循环，扩大身体摄氧量，更易排除堆积在你心脏或血管中的代谢废物。

※ **聆听行走中的世界**

在路上或地铁上，很多人都习惯塞着耳机，低头专注于自己的世界。虽然表面上看去，这令你远离了城市的喧嚣，但也丢失了行走的快乐。其实行走中，你完全可以充当一位成熟的聆听者角色，听周围三五成群的人闲聊或对话，有时因为一句有共鸣的话而微笑，或因无稽之谈而独自摇头。就这样听着，你会发现"原来自己已成熟许多"，并因此感到一丝兴奋。

法国心理专家指出，路上的声音不是污染耳朵的噪音，更像能帮你走入内心更深处的背景音乐。通过漫步时对某种感觉的触摸，能赶走局促不安的心情。你还可以通过心中的想象与变化，将街上乱哄哄的挖掘机噪音屏蔽掉，久而久之，你就能拥有强韧的精神世界，不会再因隔壁敲打声而无法工作。

这样看来，你是不是该暂时拿开耳机，聆听一下行走中的世界之声呢？

 ## 婚姻智慧：教你在婚恋中减压

B小姐是公司的部门主管，平时工作很忙，经常要加班。丈夫是所在城市的律师，平时也总免不了为了工作的事情不能准时回家。两个人都忙，常常因为接送孩子、照顾家里的事情吵架。B小姐工作上的压力本来就大，本想回到家能得到家人的安慰，谁想结果事与愿违，反倒令自己心中更加不快。

在这个事例中，B小姐面临着来自职场和婚恋中的双重压力。工作的压力与职场环境、个人追求等多种因素有关，而要缓解婚恋压力，则需要经营婚姻的智慧。

### ※ 两个人一世界

大都市中的男男女女，每个人都崇尚个性和自由，每个人都有想法有追求有目标，那么，两个人走在一起，必然就会有各种各样的冲突。生活中，因为作息时间不一样，你白天上班，他下午上班；因为饮食口味不一样，你吃素他吃荤……

有人说爱情不是1+1=2，而是0.5+0.5=1，只有两人各削去一半自己的个性和缺点，然后凑合在一起才完整。如果没有相互的忍让和包容，很难最终两个人成为一体甚至会各奔东西。也许这就是爱情的牺牲，婚姻的代价。

人是应该常怀感恩之心的，越是我们亲近的人，越要感恩惜福。哪怕是一个陌生人，他在你有困难的时候帮了你一把，你都知道要感激他；他无意中冒犯了你，你也会原谅他。那为什么我们不能以同样的感激、同样的宽容，去对待身边这个最亲近的人呢？

英国作家萨克雷说："生活是一面镜子，你笑，她也笑；你哭，她也哭。"这个道理用到婚姻关系上来同样适用。平时不要总盯着对方的缺点，多想想他的好，懂得感恩惜福。如此这样，幸福还会从你身边跑掉吗？

## ※ 抱怨的艺术

一个家庭有一个爱唠叨的女人是一件很可怕的事情。当疲惫的丈夫回到家里，便陷入无休止的抱怨和唠叨之中，这时他最想做的，就是蒙头冲出家门去。长此以往，其结果可想而知，两个人的感情裂痕会越来越深。因此，聪明的女人要知晓抱怨的艺术。

### 1.收起攻击，说需要

很多女人都说过这样的话："你根本不在乎我，你整天想的就只有工作，从来没有想过我""你总是记不住我的生日""难道你不能陪陪我吗"。

这些抱怨的话实际上已经是"责备""批评""命令"，这会让另一半觉得你不可理喻，以至于不愿和你沟通。

其实，换一种语气，告诉他你是多么需要他，尤其男人的天性就是期望被需要。例如"亲爱的，我很需要你在周末帮忙照顾孩子，但是过去这一个月来每个周末你都在工作"，其实只是换了一种口吻，就将指责和命令变成了你情绪的表达。

### 2.不以偏概全，要就事论事

"你这个人就是说话不算数，根本就是不负责任"，其实，也许就是因为你们约好一起吃晚饭，而他临时公司有事，确实去不了。

而你这样动辄拿他的人格来做评论，会伤及男人的自尊，会惹他生气，所以，聪明的女人，最好适时地"软"一下，改成"今晚说好一起吃饭的，你却让我一个人等了这么久"。这样说反而让他心生愧疚，不仅避免了一次口舌之战，还会加倍补偿。

综上所述，女人在婚姻生活中，要学会包容对方，更要学会用恰当的方式合理表达自己的情绪。唯有如此，才能经营好幸福的婚姻，减少来自家庭的压力。

 # 15种方法，给紧绷的生活松松弦

对女性而言，生活不该是一根紧绷的弦。为孩子、为家庭、为工作……你是不是已经做得太多？或从没有时间好好生活过？这里给各位介绍15种简单易行的轻松减压法，希望大家能释放心情，享受生活的美好。

**1.读读书**

阅读就像谈一场恋爱，带着一本书，仿佛就有了一位心灵伴侣。你可以窝在沙发上读，也可以带本书到海边，不必刻意追逐畅销流行，为了让自己有离开压力的感觉，建议你读一些与工作完全无关的书籍，甚至是漫画、食谱或儿童绘本。

**2.重拾童心**

到动物园看猴子被喂食的搞笑模样，买个玩具给自己，到山里面好好地

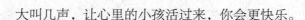

大叫几声，让心里的小孩活过来，你会更快乐。

3.和闺密约会

女人一旦结了婚，生活圈往往只剩下孩子与老公，建议你一定要有自己的好友圈，三不五时地和"姊妹淘"一起约个会，分享一下女人的私密心事。

4.言语想象放松法

通过想象，训练思维"游逛"，如"蓝天白云下，我坐在平坦绿茵的草地上""我舒适地泡在浴缸里，听着优美的轻音乐"。在短时间内放松、休息，让自己得到精神小憩，你会觉得安详、宁静与平和。

5.穿上称心的旧衣服

穿上一条平时心爱的旧裤子，再套一件宽松衫，你的心理压力不知不觉就会减轻。因为穿了很久的衣服会使人回忆起某一特定时空的感受，人的情绪也为之高涨起来。

6.不做任何安排过一天

现代生活太强调规划，仿佛日子只要出现一点空白，就得安排点事情来做。其实，偶尔不做安排过一天，没有目标要达成，没有敌人要打倒，不赶进度、不需竞争……说不定你反而会感觉到特别充实。

7.设定底线工作时间

我们提倡最好不要把工作带回家，但如果实在是工作忙，非得加班的话，那最好给自己设定一个工作底线时间，比如晚上8点。超过这个时间就不要再查工作邮件或处理其他工作事宜，让自己远离工作状态，只有这样你的大脑才能真正得到放松和休息。

8.关照每日压力等级

按照自己所承受压力的大小，将压力划分为10个等级，然后每天临睡前回想一下当天的经历，给自己所承受的压力评个级，然后将压力级别记录在日历上。

这种就能每天关照自己所承受的压力等级，一旦发现自己已经连续3天承受了较大的压力，就主动帮自己减压放松。

9.认真做美食

压力大的时候，自己动手认真地做一道菜。心理专家说，当你在专心烹饪美食时，心理负担能得到很好的释放。

这个时候，交感神经和副交感神经之间的切换也会变得更加和谐与平衡。

10.减少看电视的时间

看电视貌似是无需用脑的休闲活动，但其实也会间接刺激你的神经系统，让你无法彻底放松。

心理专家的建议是，每天连续看电视的时间最好不要超过2个小时。

11.加入公益组织

在工作之余参加一个感兴趣的公益组织，感受那种不计回报的付出。

心理专家说，这样的举动最能帮女人转移情绪焦点，减轻工作压力。

12.照顾"宠物"

"宠物"可以是动物，也可以是植物。

在你付出劳动和照顾它们的同时，你的压力也在慢慢减少，这是日本心理学家推荐给OL的减压秘籍。

13.增加定期存款

开个只存不取的银行账户，增加你的定期存款，哪怕只是3个月的短期定存，也能帮女人大大减轻心理压力。

心理专家说，财务问题是最让女人备感压力的问题，而"存款"则能让女人底气十足，帮女人有效减压。

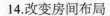

14.改变房间布局

找个周末，改变家中的布局，不论是调整家具的位置，还是更换壁纸、沙发，甚至只是换一副全新的窗帘，都能让女人感觉全身心的放松。

心理专家说，这是因为家是女人心中的最终依靠，所以一个焕然一新的家最能帮女人缓解压力。

15.剪个新发型

伦敦的最新心理学研究发现，比起购买新衣服，剪个新发型更能帮女人减压，同时激活心理抗压能力。

 ## 拒绝"踢猫效应"，给情绪排排毒

C小姐上班时被上司骂了，心里窝火，正巧这时一个下属来汇报工作，C小姐不问缘由，劈头盖脸地把下属骂了一通。下属一肚子委屈熬到下班，在路上遇到一只猫，狠狠踢过去，把猫踢到几米开外。就这样，C小姐的怒火经过层层传递，最终落到街头这只可怜的猫身上。

这就是我们所谓的"踢猫效应"。

现实生活中，面临着事业、家庭等多重压力的现代女性，不少都经历过这种"踢猫效应"。这其实是一种"迁怒"，就是脾气会乱发。我们最容易迁怒的是自己的家人，在外面受了气回家，父母好心前来询问："怎么回来得这么晚？"于是对父母大叫："别啰唆了！"这就是迁怒了。其实并不是骂父母，是在外面受了气，无处可发，向父母迁怒了。

这就好像是一个身患感冒的人咳嗽或打喷嚏时，病毒会随着飞沫四散传播。而人的情绪病毒也会从一个人身上传播到另一个人身上，其传播速度有时甚至比有形的病毒和细菌还要快，被传染者常常一触即发，越来越严重，有时还会在传染者身上潜伏下来，到一定时期重新爆发。

情绪的相互传染，不仅会使自己的不良情绪长期得不到缓解，而且还会影响到他人的身心健康。比如一个孩子，在家庭不和睦的环境中长大，整天被这些负面情绪污染着，就会变成一个问题孩子，或变得暴怒无常，或得抑郁症。

因此，我们要学会给情绪排毒。

※ **运动排毒**

欧洲人喜欢"运动排毒"，他们一旦发现自己感染了情绪病毒，就去运动出一身汗，将郁结于胸的情绪病毒随着汗水排出体外。

※ **大笑排毒**

日本人在情绪很坏时，就去照哈哈镜，看着自己扭曲变形的怪样纵情大笑，以嘲笑自己出气。

※ **撞球排毒**

当处在一个无奈而窘迫的境地时，我们可能会嘲弄戏谑地说："还不如找一块豆腐撞死算了！"其实日本人也发明了一种与此机制类似的情绪排毒法：在门框上挂一只皮球，用前额去撞，撞的力量越大，皮球反弹回来的力量就越大。

以上三种为情绪排毒的方法，大家可在自己的日常生活加以借鉴。当然，您还可以采取其他更加适合自己的方式。总之目的只有一个，就是当自己有不良情绪时，千万要记得不要传染到别人，以免给无辜的人带来心灵上的伤害。

**享受下班后的美好时光**

　　结束了一天的紧张工作，终于下班了。从办公楼里走出的那一刹那，下班后的美好时光就到来了！

　　※ **享受慢生活**

　　下班了，如果回家没有特别重要的事情要做，不要急匆匆地往家赶，不防来一次"行走心灵瑜伽"，可以试着放慢脚步，好好看一看公路两边的街景，用心去听一听这个城市的声音，让自己的大脑好好休息休息。

　　※ **车上的享受**

　　如果是驾车下班，可以放自己喜欢的CD或是录音机；如果是坐公车或是地铁，则可以读一章小说，总之，下班路上花上几分钟做自己喜欢的事情有助于缓解工作的紧张情绪。

　　※ **和朋友聚会**

　　白天忙碌一天，自然没有时间和朋友同事放松聊天，但下了班，大家就可以约好一起聚餐，吃美食，聊八卦，逛街购物。和朋友聚会是最能帮女人迅速释放压力的方法。

　　※ **在住所门口放置一个杂物盒**

　　购买或制作一个大篮子或是木头盒，把它放在住所门口。走进家门后立即将公文包或是工具袋放到里面，第二天出门之前绝不去碰它。

　　※ **享受一次SPA及精油按摩**

　　按摩是最能释放压力的方式，而精油按摩能在放松的同时，呵护肌肤，调理身心。所以，如果时间允许，可以下班后去享受一次SPA及精油按摩。

选择SPA时，要留意环境是否安全、卫生、干净，如果不想舟车劳顿，最好选择交通便利的地方。

※ **用音乐抚慰身心**

把一边吃饭一边看电视的习惯改掉，换成一边吃饭一边听音乐；另外，在家敷脸保养时，放点音乐来听，有不错的美容效果。

※ **设定"浪费时间"**

将每天晚餐后的一段时间设定为"浪费时间"，做你任何想做的事，或者也可以什么都不做，将这段时间充分"浪费"掉。

※ **静坐**

睡觉之前，坐在床上，闭上眼睛，静坐片刻。你会发现，静坐时你的思维会愈来愈沉静，最后你的心灵会完全沉寂下来，让整个人陷入一片空明宁静的状态。这是一种纯粹放松的状态，能减轻你每日的疲劳与压力，还有助于改善睡眠。

# 适当哭泣，女性身心排毒的良药

哭泣，是我们出生后学会的第一个"本领"。慢慢长大，父母教育我们要"坚强""女儿有泪（也）不轻弹"。慢慢地，我们不再是那个喜欢哭鼻子的小女孩。然而，正所谓人生不如意十有八九，长期压抑情绪不能宣泄，就会极大地影响自己的身心健康。

其实，女人应该适当哭泣，这是因为哭泣对女性有着神奇的保健作用。

### ※ 适当哭泣有利于心理保健

女子的寿命普遍比男子长的原因，有人认为，除了职业、生理、激素、心理等方面的优势之外，善于啼哭，也是一个重要因素。通常人们哭泣后，在情绪强度上会减低40%，反之，若不能利用眼泪把情绪压力消除掉，会影响身体健康。因此，有人认为，强忍着眼泪就等于"自杀"。

### ※ 适当哭泣有助于血液循环和新陈代谢

我们在哭的时候，会不断地吸一口口短气和长气，这大大有助于呼吸系统和血液循环系统的工作。这种"带哭的呼吸"已经被运用到一些对治疗气喘和支气管炎非常有效的呼吸运动当中。所以，哭泣的时候一定不要饮泣，一定要哭出声，大胆发泄出来。

### ※ 哭能促进分泌激素，排毒养颜

哭泣能缓解人的心理负担和紧张情绪。流泪过程可保护眼睛免受各种烟尘和有毒气体的侵害，同时还有一定的美容疗效。科学家早已通过实验证实了这一点。

他们认为：哭泣利用泪腺功能可以达到良好的美容效果，有利于消除皮肤皱纹和保持青春活力。调查指出：爱哭的女性比不爱哭的女性显得年轻，而且哭的次数越多，越显得年轻，难怪人将泪水称之为"廉价而神奇的美容水"。

由此可见，女人流眼泪其实是一件对身体有好处的事情。不过，通常情况下，哭不宜超过15分钟。压抑的心情得到发泄、缓解后就不能再哭，否则对身体反而有害。因为人的胃肠机能对情绪极为敏感，忧愁悲伤或哭泣时间过长，胃的运动会减慢，胃液分泌减少，酸度下降，会影响食欲，甚至引起各种胃部疾病。

因此，如果你遇到了无法解决的难题，不要太过于难为自己，实在承受不了的时候就大哭一场吧，但一定要"见好就收"，以免对身体健康产生不利的影响。

## 第七章  疾病乘"寒"而入，家庭调养有"暖"方

体内积聚寒气，最终会招致疾病的侵犯，威胁身体的健康。很多人生病后都希望有最好的医生、最好的药物来治疗。但是健康绝非仅靠医生和药物来维持，其实真正高明的医生不在医院，而是自己。生了病，除了要配合医生积极治疗外，自己也要做健康的主人，从各个方面进行调理，以早日获得健康。

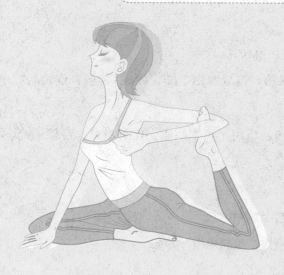

# 咳嗽了，就给肺脏去去寒

通常咳嗽是感冒的一个表现，由此很多人往往产生一个误区，认为只要一咳嗽就与感冒有关系，随便吃几片治感冒的药，结果不但没有好转，反而使身体更糟糕。其实，咳嗽是由多种原因造成的，当发病时，以咳嗽为主要症状，并伴有形寒肢冷的现象，严重的甚至会气喘，一般可确诊为是寒邪犯肺造成的，千万不要把它当成感冒来治了。

那么寒邪是怎么侵入肺部的呢?

一般有三种途径：一是在皮肤和毛发受寒之后，经由体表进入；二是先进入胃，再经肺脉上达肺部；三是从人体背部的腧穴进入肺部。寒邪就是通过这三种途径，进入肺部，引起肺气不顺的。

对于这种因寒邪犯肺引发的咳嗽，在治疗上，自然是以肺脏驱寒为主。

※ **食疗药膳**

1.萝卜葱白汤

原料：萝卜1根，葱白6根，生姜10克。

做法：用水3碗先将萝卜煮熟，再放葱白、姜，煮成1碗汤，连渣1次服。

功效：宣肺解表，化痰止咳。适用于风寒咳嗽，伴有畏寒、身倦酸痛等症。

2.红糖姜枣汤

原料：红糖30克，鲜姜15克，红枣30克。

做法：以水3碗煎至过半，顿服，服后出微汗即愈。

功效：驱风散寒。适用于伤风咳嗽、胃寒刺痛、产后受寒腹泻等症。

3.香菜汤

原料：香菜30克，饴糖30克，大米100克。

做法：先将大米洗净，加水煮汤。取大米汤3汤匙与香菜、饴糖搅拌后蒸10分钟，趁热1次服，注意避风寒。

功效：发汗透表。适用于伤风感冒引起的咳嗽。

4.白萝卜蜂蜜

原料：大白萝卜1个，蜂蜜30毫升，白胡椒5粒，麻黄2克。

做法：将萝卜洗净，切片，放入碗内，再加入蜂蜜、白胡椒和麻黄等共蒸半小时，趁热顿服即可。

功效：发汗散寒，止咳化痰。适用于风寒咳嗽。

※ 小偏方

艾叶熏脚：艾叶味苦、辛，性温，具有温经止血、散寒止痛、祛湿止痒、安胎的作用。因风寒所致的咳嗽，可采用艾叶熏脚的方法：取艾叶适量，放入沸水中煎煮15分钟，去渣取汁，把药液倒入盆内，先熏后洗双脚。

**保健小贴士**

1.保持居室内空气新鲜

污浊的空气对呼吸道黏膜会造成不良刺激，可使呼吸道黏膜充血、水肿、分泌异常或加重咳嗽，严重的可引起喘息症状。因此，要保持室内空气新鲜，经常开窗换气，厨房油烟要排出，并要提醒有吸烟习惯的家人不可在家吞云吐雾过烟瘾。

**2.及时增减衣被**

咳嗽本就说明肺脏已经受寒了，这时一定要注意防寒保暖，万不可让娇嫩的肺脏"寒上加寒"，否则会加重病情。白天出门的时候多穿一件衣服，最好戴上口罩，晚上睡觉换上一床厚点儿的棉被，争取把保暖功夫做到家。

**3.保证充足的睡眠**

睡眠时，全身肌肉松弛，对外界刺激反应降低，心跳、呼吸、排泄等活动减少，有利于各种器官机能恢复及疾病的康复。所以，咳嗽时应多卧床休息，保证充足的睡眠，以利于机体康复。

 # 感冒袭来，求医不如求己

秋冬时节，天气越来越冷，而随着天气的变化，患风寒感冒的人也越来越多。感冒虽是小病，但很折腾人，而如果每次感冒都需要药物来控制治疗的话，久而久之身体内抵抗病毒的能力就减弱了。所以如果感冒不严重的话我们可以采用家庭调养的方法来控制，效果不比吃药差。

**※ 食疗药膳**

1.姜葱粥

原料：生姜5片，葱白5条，糯米50克。

做法：将糯米煮至将熟，加入葱、生姜，再煮数分钟即可。

功效：发汗解表，适用于感冒风寒证，症见恶寒、头痛、胃痛欲吐、四肢酸痛、鼻塞等。

2.桂圆大枣粥

原料：桂圆肉30克，大枣10克，粳米50克。

做法：先将桂圆肉洗净，大枣去核，与粳米共放锅中，加水适量，大火煎开，小火再煎20分钟即可。

功效：养血驱寒，适用于血虚体质冬日易感冒者，症见头昏、心慌、失眠等。

3.苍耳鸡蛋

原料：鸡蛋1枚，苍耳子6克。

做法：将苍耳子去刺炒黄，研成细末，加入鸡蛋中打成蛋浆，炒熟即可。

功效：散风止痛，适用于风寒感冒。

※　茶饮

1.姜苏茶

原料：取生姜、苏叶各10克，红糖15克。

做法：先将生姜洗净捣烂，苏叶洗净，共放锅中，加水适量，小火煎开，加入红糖调匀即可。

功效：祛风解表、温散和胃，适用于风寒感冒，可缓解恶寒、头痛、四肢酸痛、鼻塞、流清涕等症状。

2.荆芥防风茶

原料：荆芥、防风各20克。

做法：将上述两种原料分别洗净晾干，用开水泡20分钟后即可饮用。

功效：散寒祛风之效，适用于风寒感冒、病毒性感冒。

※ **小偏方**

1.捂被子发汗

捂被子发汗是最简单的治疗风寒感冒的方法：取生姜适量，切成片状，再备一些红糖，熬一碗热腾腾的姜汤水服下，然后盖上两层被子出出汗就可以了。

2.呼吸蒸气

初发感冒时，在杯中倒入开水，对着热气做深呼吸，直到杯中水凉为止，每日数次，可减轻鼻塞症状。

※ **健康加油站**

1.风寒感冒传染吗

日常生活中，有时会出现一人感冒紧接着全家感冒，或者整个办公室轮着感冒一遍的现象。对于普通感冒来说，有时候并不是传染所致，而是由于共同的生活、工作环境等造成的。比如，室内通风不好、一起出游后都很劳累、免疫力下降等。

在秋冬转凉的时节，由于气温下降，很多人由于机体抵抗力下降，一旦平时不注意保暖，就会使寒邪乘虚而入，患上风寒感冒，而并非传染所致。

2.风寒感冒和风热感冒如何区分

中医一般将感冒分为风寒、风热和暑湿、秋燥四种，其中风寒和风热的治疗药物药性是相反的。然而，现在很多感冒患者常会因为服错药物而导致病情得不到缓解。比如，很多人认为夏天天气热，不会得风寒感冒，于是就到药房盲目买药，结果买回的都是清热类的药，最后疾病自然不见好转。其实夏季也会发生风寒感冒，所以一旦感冒了一定要先弄清自己患的是哪种感冒，然后再对症下药。

风寒感冒：症状多表现为头痛、身痛、发热轻、无汗、鼻塞流清涕、口不渴或喜热饮等，治疗以辛温解表为主。

风热感冒：多表现为发热、头痛、咽痛、咳嗽、口渴等，治法应以辛凉解表为主。

 # 头痛，对症施治有办法

女性是头痛的高发人群，比如在偏头痛患者中，男女人数之比为1：4；在神经性头痛患者中，女性的比例高达75%。临床调查发现，女性头痛与个人情绪有着密切的关系。比如，许多患有偏头痛的职业女性通常有这样的感觉，当加班、烦躁、忙碌、长时间用脑过度，偏头痛出现的概率就会大一些。

除去以上因素，由于女性体质偏寒，所以风寒性头痛常常光顾；由于月经、妊娠等关系，很多女性常因气血不足或瘀血堵塞而头痛；还有一些身材偏胖的女性，常常会有头痛、头重的症状，这其实是因为体内水分过多所致。

在这里，我们主要就这三种头痛症型为大家介绍一些简单而实用的调养方法。

※ **按摩疗法**

1.风寒头痛

（1）取坐位，家人用拇指指腹端按揉其两侧太阳穴、风池穴各1分钟，按揉百会穴两分钟。

（2）取俯卧位，家人用手掌自上而下推擦两侧膀胱经，重复进行10次；再用拇指指腹端按揉两侧肺俞、风门穴各1分钟。

2.气血不足或瘀血型头痛

（1）先自行用掌摩法顺时针、逆时针摩其小腹各60次，再用拇指指腹端按揉其两下肢足三里、三阴交各两分钟。

（2）取俯卧位，家人用指擦法自上而下擦其背部督脉3分钟，以皮肤微红、微热为度。

※ 茶饮

1.葱白豆豉茶

原料：连须葱白5根，淡豆豉49粒。

做法：将上述两种原料一同放入锅中，加适量清水煎煮，趁热服用。

功效：祛风散寒，止痛。适用于风寒头痛。

2.核桃姜茶

原料：核桃1个，生姜12克，茶叶9克。

做法：核桃连壳打碎，与生姜一同放入锅中，加适量清水煎煮，去渣取汁，放入茶叶，即可饮用。

功效：散寒止痛。适用于风寒头痛。

3.苓桂术甘茶

原料：茯苓、苍术各8克，桂皮10克。

做法：将上述三种原料分别用清水洗净，然后放入锅中，加适量清水煎煮。去渣取汁，趁热服用。

功效：利尿，促进血液流通。适用于因体内水分过量所致的头痛、头重等症。

※ **运动疗法**

耸耸肩让头皮放松：沿着头骨的部位，耸耸疼痛的肌肉，就能放松颈部肌肉并使神经系统平静。做法是：站立或坐下，放松你的身体，然后吸气并伸展双肩。尽量使双肩向耳部靠拢，保持两秒钟，呼气放松，重复3次。

※ **小偏方**

生姜1块，火内煨热，切成4片，分贴于前额及太阳穴，以胶布固定，主治风寒头痛。

## 保健小贴士

1.女性特殊时期头部一定要保暖，月经期间不可洗头，以免受凉。坐月子时更是要注意，有一个病名叫"产后风"，就是产后感冒的意思。产后风没有处理好的话，有的可以拖延几十年。女人生完孩子以后，出门一定要戴帽子或包头巾以避免风寒的侵袭。

2.很多人都认为头痛是小毛病，一般情况下，偶尔头痛或体位改变而头痛不会有太大的问题，应无大碍。不过，如果长时间头痛，就应引起重视，因为长期头痛或经常头痛可能是重病的先兆。因此，如果您长期头痛，请一定要到正规医院及时就诊，以免延误病情。

# 胃痛腹泻，一定要暖暖胃

很多女性朋友可能会有这种经历：天气变冷的时候，如果没有及时增加衣物，或者吃了生冷的食物，就会出现胃部不适的感觉，有时甚至会出现胃痛。此外，由于冬天昼夜温差大，经常一觉醒来后，会感到腹胀、恶心，有时甚至还会出现腹泻等症状。

这些现象存在一个共性，就是只要天一凉，气温一变低，胃部就会立刻有反应，确切地说这是胃部受凉了。

※ **食疗药膳**

1.白胡椒猪肚汤

原料：白胡椒15克、猪肚1个。

做法：白胡椒略打碎，猪肚反复用盐或生粉洗净，然后把打碎的白胡椒放入猪肚内，再将首部、尾部用线扎紧，加入适量清水，慢火煲，调入适量食盐便可。

功效：驱寒暖胃，适用于心腹冷痛，或虚寒性的胃、十二指肠溃疡等疾患。

2.茴香狗肉汤

原料：大茴香10克，桂皮5克，陈皮6克，草果6克，生姜2片，狗肉250克，酱油适量，大蒜头4枚。

做法：将大回香、陈皮、桂皮、草果、生姜洗净；大茴香、桂皮、草果槌碎；大蒜头去皮；狗肉洗净，切小块，放锅内热油炒去膻味。将全部用料放入锅内，加水适量，武火煮沸，改用文火煮至狗肉熟烂即成，饮汤吃狗肉。

功效：温中、助阳、暖胃。用于寒胃上脘疼痛、神疲乏力，又可用于胃虚胃寒、平素四肢不温者。

3.干姜枣芪羊肉

原料：羊肉100克，黄芪6克，大枣10枚（去核），干姜5克。

做法：羊肉切块，和其他三种原料一起放入锅中，加水适量炖熟，调味食用。

功效：温阳、补气、健胃。适用于虚寒胃痛、四肢畏寒等症。

※ 小偏方

1.白酒烧鸡蛋治胃寒：二锅头白酒50毫升，倒在茶盅里，打1个鸡蛋，把酒点燃，酒烧干了鸡蛋也熟了，早晨空胃吃。注意鸡蛋不加任何调料。

2.艾叶鸡蛋治胃痛：取艾叶适量，洗净、切碎，打入鸡蛋搅拌均匀，在锅里放入植物油，待油烧热后将艾叶蛋液放入，炒至半熟，加清水适量煮沸即可，待温度适宜时，渣水共服，每日3次。

3.苦辣土敷肚脐：苦辣土，性热，能散寒止痛，降逆止呕，助阳止泻，促进肠胃蠕动，主要用于肠胃冷痛，呕吐，消化不良，胃动力不足，饭后饱胀及消化不良性腹泻等。

苦辣土5克，开水或米醋和成糊，加热至37℃以上，贴神阙穴（肚脐）；也可贴足三里穴。

## 保健小贴士

1.饮食要规律，定时定量，避免暴饮暴食，减轻胃肠负担，同时要注意不吃生冷食品。

2.平时注意腹部保暖，避免受凉。

## 告别便秘，还需多管齐下

中医认为，便秘主要由燥热内结、气机郁滞、津液不足和脾肾虚寒所引起。现代女性由于工作压力大，久坐少动，又由于其月经和妊娠因素，较易气血亏虚，再加上其体质本来就偏寒，所以便秘很容易找上门来。

在治疗上，女性便秘以调畅气机、补充气血、温暖肾阳为主。

※ **食疗药膳**

1.苏子麻仁粥

原料：苏子30克，麻仁15克，粳米50克。

做法：先将苏子、麻仁用水浸泡，然后捣烂，和粳米一同煮粥吃。

功效：散寒养胃，润燥滑肠。

2.姜汁拌菠菜

原料：菠菜250克，姜汁30毫升，酱油、醋、香油、花椒油适量。

做法：菠菜切段，开水煮1分钟后捞出，放入姜汁和各种调味料拌着吃。

功效：养血润燥，通肠导便。

3.麻桃蜜糕

原料：黑芝麻100克，蜂蜜200毫升，白糖100克，核桃仁150克，大米粉500克，糯米粉500克，橘饼2个。

做法：把黑芝麻、核桃仁炒香蹾碎，与大米粉、糯米粉拌匀。蜂蜜加白糖150克，水150毫升配成糖水，倒入粉内拌匀，拿粗筛筛出面粉团，把米粉盛入糕模中，上边放切碎的橘饼，用大火蒸25分钟即可。

功效：补中益气、润肠通便。适用于因脾胃虚弱气血不足所致的便秘症。

※ **按摩疗法**

仰卧松开裤带，屈曲双膝，两掌搓热后，左手平放在右下腹部，右手放在左手背上，向上推至右肋下部，顺着脐上方横过腹部，至左下腹，在该处做深而慢的揉按，然后推到原处即是一圈。反复按摩10～15分钟。

※ **小偏方**

老生姜1块，将其削成手指粗细，长1寸左右，用纸包好，用火煨熟，去纸，涂上香油，塞入肛门内。此方可有效缓解脾肾虚寒型便秘。

日常保健小贴士

1.纠正便秘应注意调整饮食结构，多吃含高纤维素的豆类和薯类，气血亏虚的女性还应多吃一些健脾养胃、调补气血的食物。

2.排便要养成规律，不要拖延。如果经常拖延大便时间，破坏良好的排便规律，可使排便反射减弱，引起便秘。

3.多运动，散步、跑步、深呼吸、转腰抬腿等，可使胃肠活动加强，食欲增加，膈肌、腹肌、肛门肌得到锻炼，提高排便动力，预防便秘。

 # 骨头痛，其实是肾着凉了

在我们的日常生活中，几乎每一个人都有过"骨痛"的经历，比如背痛、腿痛，等等。很多骨痛的人最先想到的就是去医院买治骨痛的药，结果吃了好几天都不见好转。其实，很多时候，骨痛的病因并不在"骨"，而是在肾，骨痛实际上是肾"着凉"的表现。

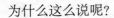

为什么这么说呢?

中医认为,肾藏精,精生髓;而髓藏于骨腔之中,髓养骨,并促其生长发育。也就是说,肾的精气旺盛,就能通过骨髓,促进骨骼的生长和营养。相反,如果肾寒了,肾藏精的功能就退化,故不能满足骨骼生长、营养以及功能的需要,从而引起骨痛。寒气入肾就会形成气血的阻滞形成疼痛。由此就不难理解,为什么骨痛却要驱肾寒了。

※ 饮食药膳

1.海参粥

原料:水发海参50克,粳米100克,葱姜适量。

做法:水发海参切碎,与粳米同煮成粥,加少许葱姜食盐调味。

功效:补肾益精,滋阴补血。

2.枸杞猪腰粥

原料:枸杞子10克,猪肾1个,粳米100克,葱姜食盐少许。

做法:猪肾去掉内膜,切碎,与枸杞子和粳米同煮成粥。

功效:温补肾阳,固精强腰。

※ 茶饮

茯苓白术汤

原料:炙甘草、炒白术各6克,干姜、茯苓各12克。

做法:将此四药物一同煎煮,去渣取汁,代茶饮用。

功效:利水渗湿,温脾散寒。

※ 艾叶泡脚

方药:朴枝20克,制附子10克,艾叶30克。

用法:将以上3味药用纱布包好,放在砂锅里加水500毫升,煮开,水开后冷却至40℃(即摸上去感觉温热),捞出药包,把水挤出来后重复使用

（可重复煮水3次）。用药液泡脚至水不热，约30分钟，每天煮1次泡1次，泡脚后的水倒掉。

**保健小贴士**

1.在饮食上，多吃一些黑豆、核桃、栗子、巴戟等食物，能够起到暖肾的作用，让肾不再被寒邪侵袭。

2.要防止受寒、淋雨和受潮，关节处要注意保暖，不穿湿衣、湿鞋、湿袜等。夏季暑热，不要贪凉受露，暴饮冷饮等。秋季气候干燥，但秋风送爽，天气转凉，要防止受风寒侵袭。冬季寒风刺骨，注意保暖是最重要的。

3.这里和大家讲的是因肾寒所致的骨痛，除此之外，引发骨痛的原因还很多。因此，建议大家在有骨痛症状后，先要弄清楚病因，以对症下药。另外，如果您发现某一部位的持续性骨痛或功能障碍，尤其是骨痛进行性加剧，夜间或活动时比白天严重，应立即到医院就诊。

 # 水肿，原来是水毒在"作祟"

水肿在女性群体中十分常见，其症状表现为食欲一般，但手脚无力；不喜欢运动；吃完饭浑身发软想躺下；嘴里发黏；尿不通；易坏肚子；早晨起来时眼皮水肿；四肢沉重、腹部常会有饱胀感，而且手脚肿肿的，尤其是大腿、臀部及腹部。

水肿是怎么发生的?

前面和大家谈到过水肿和体寒的关系,水肿是体内积聚了大量多余水分的表现,说白了其实就是"水毒"在作祟。因此,在治疗上,就是要想办法升高体温,把多余的水分排出去。

※ **饮食药膳**

1.薏米红豆汤

原料:薏米50克,红豆50克,红枣10枚。

做法:将以上3种原料分别用清水洗净,然后放入锅内加适量水,煮至熟透后即可食用。

功效:健脾、利湿。

2.山药芡实汤

原料:山药50克,芡实50克,红枣10枚。

做法:将以上3种原料分别用清水洗净,然后放入锅内加适量水,煮至熟透后即可食用。

功效:健脾、利湿。

3.薏米茯苓粥

原料:薏米15克,茯苓30克,粳米50克。

做法:先将薏米洗净浸泡两小时,再将茯苓研末。薏米、粳米同放入锅中,加适量清水,煮至水开后,调入茯苓粉。米粥熬熟后即可食用。

功效:健脾消肿。

※ **茶饮**

1.利水茶

材料:玉米须60克,茯苓30克,桂枝5克。

作法：将材料加适量水，以大火煮沸后再转为小火煮约20分钟，之后将材料滤出当茶饮用。

功效：温肾利水。

2.泽泻茶

原料：泽泻12克，黄耆19克

做法：将中药材以清水略微冲洗，放入锅中加适量清水煎煮，煮沸后，转小火续煮10分钟，分早晚两次代茶饮用。

功效：消肿利水，适宜肥胖且易水肿或下肢有肿胀感者饮用。

小提醒：熬夜晚睡者不建议饮用，肾脏不好的人则可以当归约12克代替泽泻。

※ **运动疗法**

瑜伽、慢跑等比较缓和的运动，可以调节身体机能，改良体质，从而消除水肿。最好做到出汗，因为出汗可以帮你排出体内的多余水分。

水肿型的人多数都会腿部比较粗，在晚饭后散步是个不错的瘦腿部的办法。但是注意了，光是懒懒散散地走是没有效果的！一定要腰挺直，用力摆动双手，并要注意脚跟先着地，再是脚掌脚尖，同时颈部和头部放松，每日至少保持这个姿势20分钟。

※ **健康加油站**

在这里需要提醒大家的是，我们所说的水肿在医学上被称为"顽固性水肿"，除此以外，还有以下3种水肿症型：

生理性水肿：女性在生理特殊期（如月经、怀孕），因体内激素水平的改变而发生的水肿现象，这种情况下的水肿一般无需做医学上的处理，可通过饮食来慢慢调理。

应急性水肿：由于睡前喝下大量的水而导致，一般表现是眼睑下水

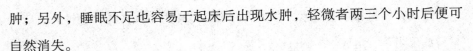

肿；另外，睡眠不足也容易于起床后出现水肿，轻微者两三个小时后便可自然消失。

病理性水肿：由于肾脏疾病等身体原因而导致，这种情况应以临床治疗为主，通常意义上的去水肿只能起到缓解和改善的作用。

**保健小贴士**

1.有水肿症状的女性朋友应该多摄取有排水、利尿的天然食物如：冬瓜、西瓜、黄瓜、白菜、哈密瓜、葡萄柚、苹果、绿豆、无糖豆浆等食物。

2.生活规律，不要过度劳累，因为熬夜容易让眼底充血，造成眼部循环不良，引起黑眼圈及眼袋的问题，更会造成身体新陈代谢与血液循环变差。

3.不要久坐或久站，因为长时间固定不动的姿势，都容易造成下半身血液回流受阻，引起下肢水肿。

# 赶跑痛经，让你舒心做女人

健康的女性平均一生之中会有400次的月经，按照每次月经周期为5天来算的话，那么女性一生中有5年半的时间是在生理期中度过的，而超过了八成的女性都有痛经的问题。

中医认为，痛经多因气血运行不畅或气血亏虚所致，临床常见有气滞血瘀、寒凝胞宫、气血虚弱等症型，在治疗上以补益气血、驱寒暖身、活血化瘀为主。

※ **食疗药膳**

1.养血止痛粥

原料：黄芪15克，当归15克，白芍15克，泽兰10克，糯米100克，红糖5克。

做法：黄芪、当归、白芍、泽兰4味药材放进砂锅，加水煎15分钟后，去渣取汁，然后放入糯米煮成粥，熟时放红糖煮化即可。经前7天早晚各喝1碗。

功效：补气养血，去瘀止痛。主治女性痛经。

2.乌鸡汤

原料：乌骨鸡500克，陈皮3克，良姜3克，草果两个，葱少许，胡椒粉、醋各适量。

做法：将鸡切块，与上述各味同煮，文火炖烂即可。

功效：温中健胃，补益气血，适用于气血双亏、偏于虚寒型痛经者。

3.桂浆粥

原料：肉桂2~3克，大米50~100克，红糖适量。

做法：肉桂加水煎煮，取浓汁去渣；大米加水适量，煮沸后，调入桂汁及红糖，同煮为粥即可。或用肉桂末1~2克调入粥内同煮。

功效：温中补阳，散寒止痛，适用于虚寒性痛经、腹痛、饮食减少、消化不良、大便稀薄等。

4.参芪补膏

原料：党参50克，黄芪、当归各30克，大枣20枚，红糖100克。

做法：将前3味药加水煎煮两次，去渣取汁；大枣用文火炖烂取汁和枣泥，然后放入药汁，加红糖收膏。

功效：补气补血，适用于气血不足型痛经。

※ **足浴治痛经**

前面和大家提过女性泡脚的好处，它是促进血液循环的一种极佳的方法。痛经的女性也不妨通过每晚泡泡脚来赶走恼人的病痛。

这里给大家提供几种有效的痛经泡脚方。

1.气滞血瘀型泡脚方

其症状表现为经前或经期小腹胀痛，经血色暗而带有血块。可取青皮、乌药、益母草各30克，川芎、红花各10克。加入约两升水和50毫升左右的醋，大火煮开，再用小火煎煮30分钟，等药冷却至50℃时连渣倒入盆中泡脚，盆中药液量应该浸没踝关节，如果药液不足量，可加适量温水。脚在药中不停地活动，让足底接受药渣轻微的物理刺激，每次30分钟以上。

2.阳虚寒盛型泡脚方

其症状表现为下腹冷痛，热敷痛减，手脚发冷。可选肉桂、丁香、乌药、当归、川芎各15克，干姜、小茴香、吴茱萸各6克，食盐少许，煎水泡脚。

3.气亏血虚型泡脚方

其症状表现为经期或经后小腹隐隐作痛，用手按腹部也会有轻微的疼痛感，月经量少、色淡，需要通过补气养血调经。可选白芍、当归、川芎、熟地、白术、杜仲、黄芪各15克，饴糖适量，煮水泡脚。

※ **艾灸疗法**

来月经的前几天，可灸气海穴、关元穴、肾俞穴，每穴10～15分钟，每天1次。

### ※ 小偏方

中药炒盐熨敷治痛经

准备粗盐粒500克左右（可选用粗海盐），加入红花15～30克、莪术15～30克，放入铁锅内干炒约10分钟，待海盐发黄发热后，把中药盐铲起，放入厚一点的棉布做成的口袋里并系好。把布袋放置在腹部正中的神阙穴及腹部两边的子宫穴，有疏通经络、活血化瘀、温经散寒的功效。

在熨敷时若局部出现红、痒、皮疹等现象应立即停用。如果痛经症状较重或经上述治疗无改善时应到医院治疗。

### 日常保健小贴士

1.女性下半身血液循环不畅通，容易导致痛经问题，另外还会导致盆腔瘀血，加重痛经症状。所以女性日常应该坚持多点运动，促进身体的血液循环。

2.女性的阴部要做好通风透气，减少患上妇科疾病的可能性。女性阴部常年都是湿润的，宫内环境呈现酸性，一旦平衡被打破之后，致病细菌就会有机可乘入侵子宫，引发各种的妇科疾病，从而引发女性痛经的问题。女性日常应该要少使用不透气的卫生护垫，做好私处的卫生清洁工作，勤换内裤。

3.经期要缓解痛经，保暖是关键。饮食上不吃生冷食品，双手不接触凉水，多添衣物，特别要注意腰腹部的保暖。

# 腰为肾之腑，腰痛不妨暖暖肾

女性由于其特殊的身体特点和生理特点，使得出现腰痛的机会比男性多了很多。从根本上来说，女性腰痛其实是肝肾出了问题。女性每月失血过多，同时肩负孕育、生产的重任，都会损伤肾气。而腰为肾之腑，肾气受损最易反映在腰部。再加上女性体质偏寒，气血较易在体内淤堵，中医讲"不通则痛"，所以引发腰痛。

在治疗上，女性腰痛可坚持调补肾气、温阳驱寒的原则。

## ※ 食疗药膳

1.茴香煨猪腰

原料：茴香15克，猪腰1个。

做法：把猪腰对边切开，剔去筋膜，接下来和茴香共置锅里加水煨熟后，趁热吃猪腰，用黄酒送服。

功效：温肾祛寒。主治肾虚所导致的腰疼。

2.骨碎补炖猪蹄

原料：骨碎补、川牛膝各20克，菟丝子30克，川断15克，猪蹄2只。

做法：把前4味药用纱布包好，与猪蹄共放锅里，加水和黄酒适量，炖至猪蹄熟烂后，吃猪蹄喝汤。每天1次。

功效：补肾强骨，活血化瘀，续伤止疼。用于肾虚腰疼、耳鸣耳聋、牙齿松动等症。

3.熟地山药粥

原料：熟地20克，山药、枸杞各50克，大米100克。

做法：先取前三者加适量的水煎煮半小时，再取大米倒入煮成粥即可。

功效：补血养肾，适用于肾虚腰痛。

※ **按摩疗法**

1.擦腰：站立姿势，两脚分开如肩宽。两手握拳，拳眼即握拳的拇指和食指侧，贴着腰部用力上下擦动。擦动从骶骨附近开始，从下往上，尽可能高，擦动的速度要比较快。擦10次，直至觉得皮肤发热止。

2.推腰部：站位，两脚分开如肩宽。两手叉腰，拇指在前。先用右手掌从右腰部开始推，向前和向左；然后用左手掌从左腰部开始推，向后和向右。推数十次，也可从相反方向推。

3.按摩命门穴和肾俞穴：站或坐位，用一只手或两手拇指按住命门穴，揉动数十次；用一只手的拇指按住肾俞穴，揉动数十次，然后再用另一只手按另一侧肾俞穴并揉动。

**保健小贴士**

1.在饮食上，经常腰腹冷痛的女性应多吃一些温补肾阳的食物，比如枸杞、山药、桂圆、核桃等。还要避免过多地食用性寒生冷之品，即使在夏天，也应如此，比如冰镇啤酒、饮料、西瓜、冰激凌等。

2.月经期、生孩子等都会损伤肾气，因此，女性应该时刻注意腰部的保暖。如坐月子期间，要穿长衣服保护腰部，以免出现月子病中的腰痛。另外女性特别要做好避孕。人工流产多者，容易伤肾引起炎症。平时不要穿太高的鞋，容易增加腰部的劳累，特别是长期站立、行走者尽量少穿。同时，生理期、哺乳期尽量不穿低腰裤。

※ **健康加油站**

女性腰痛除了与特殊的生理因素有关外，还有很多导致腰痛的原因，主要涉及妇产科、骨科、泌尿科的疾病，在治疗时应该有所分别。

比如，慢性盆腔炎是妇科的常见疾病，它往往表现为腰骶部的酸痛，常常还伴有月经和白带的异常；腰肌劳损是身体过度疲劳以及不正常站、坐姿势等导致的腰部慢性隐痛，平时应注意劳逸结合；骨质疏松是中老年女性腰痛的最常见原因，特别在女性绝经期以后，由于脊柱的骨量减少，脊柱的承重能力的降低，机体在负重甚至在行走中都会出现腰背部疼痛。

## 去宫寒，给婴儿温暖的小房子

冬天时，气温低下，天气异常寒冷，百木凋零，花鸟虫鱼统统不见踪影；在一个没有暖气的屋子里，一般人肯定也待不住，为什么呢？冷啊！同样的道理，子宫就相当于婴儿的房子，这个房子太冷，小婴儿又怎么能受得了呢？这就说明了宫寒易造成不孕的道理。

从肾脏的角度来说，肾为先天之本，是人体生殖发育的根源，肾阳即命门之火，是一身阳气的根本，肾阳有温煦形体、促进生殖发育的职能。一旦肾阳虚，不能温煦胞宫，或肾虚精血不足、肝郁气血不调，都会导致胞脉失养而造成不孕。

因此，治疗女性宫寒不孕症的关键在于温煦胞宫、培补肾元、充足肾气，改善体内湿、寒、凉的状况。

※ **食疗药膳**

1.韭菜炒鸡肉

原料：韭菜300克，鸡肉100克，猪肾60克，虾米20克。

做法：将韭菜洗净，切段，炒鸡肉、猪肾、虾米，快熟时放入韭菜，调味后即可食用。

功效：温肾养肝，调补冲任。适用于肾虚型不孕、月经后期、面色晦黯、腰酸腿软等症。

2.芡实莲子粥

原料：芡实、莲子各30克，粳米60克。

做法：糯米、芡实淘洗干净，用冷水浸泡两三个小时，捞出，沥干水分；莲子洗净，用冷水浸泡回软，除去莲心；锅中加适量清水，将莲子、芡实、糯米放入，先用旺火烧沸；再改用小火熬煮成粥，即可盛起食用。

功效：温补肾阳，主治肾虚宫寒不孕。

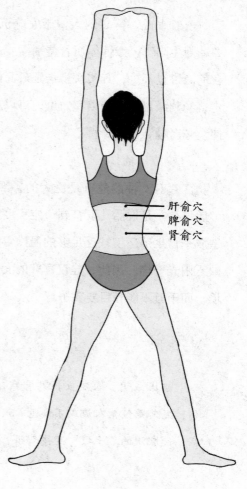

肝俞穴
脾俞穴
肾俞穴

※ **艾灸疗法**

可艾灸肾俞穴、肝俞穴、脾俞穴、关元穴四穴，可起到培补肾元、充足肾气、益气生血的作用；然后再辅以艾灸丰隆穴、三阴交穴三穴，以达到活血化瘀、促进气血运行的目的。

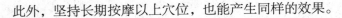

此外，坚持长期按摩以上穴位，也能产生同样的效果。

※ **小偏方**

准备500克白酒、1碗黑豆。将黑豆洗干净浸泡12个小时，等到豆子发涨的时候将豆子放入锅中，然后加入白酒，在锅中煮半小时左右，这时候白酒基本上已经消失了，然后将黑豆取出来，每天吃两勺，对于治疗宫寒性不孕效果很好。

※ **运动疗法**

一般来说，宫寒的人偏于安静沉稳，运动过多时容易感觉疲劳。其实"动则生阳"，寒性体质者特别需要通过运动来改善体质。运动的方法我们在前面讲过不少，其实快步走是最简便的办法。步行，尤其是在卵石路上行走，能刺激足底的经络和穴位，可以疏通经脉、调畅气血、改善血液循环，使全身温暖。

※ **健康加油站**

宫寒对女性的危害是巨大的，严重者会导致胎停孕或中途流产。所谓"胎停孕"是说胎儿发育到一定程度就不再继续生长发育了。这是因为宫寒造成子宫生殖环境缺乏足够的温煦营养，宫腔始终处于一个冰冷状态，就像缺乏阳光一样。因此，建议宫寒的女性在怀孕之前一定要首先调理好子宫环境，而千万不能盲目要孩子。

## 日常保健小贴士

临床证明，人流女性易宫寒不孕，这是因为人流会使子宫受到损伤，尤其是频繁人流或不规范人流，可导致子宫内膜损伤过度，造成宫寒，使肥沃的"土壤"变得贫瘠，生命的种子难以着床。因此，建议女性朋友在不决定要孩子时一定要做好避孕措施。

此外，患有妇科疾病的女性也易宫寒不孕。比如宫颈炎、盆腔炎、阴道炎等妇科炎症会造成子宫损伤，引发寒邪入侵。因此，女性一旦患有妇科疾病，一定要及早治疗。

 # 习惯性流产，健脾补肾来固胎

习惯性流产是指连续3次以上在同一妊娠期内发生胎停孕或死胎的现象，属于不孕症范畴，病因相当复杂。中医认为，本病多因气血不足、肾元虚弱，才无以固胎，寒湿外侵或体寒的人易引起脾肾虚弱、阳气不足。所以固胎的根本就是健脾补肾。

### ※ 食疗药膳

1.莲子山药粥

原料：莲子、桂圆肉各50克，山药粉100克。

做法：莲子和桂圆一同放入锅中，加适量清水文火煎煮，煮沸后再加山药粉100克熬煮成粥。

功效：补肾固胎。怀孕后即开始食用，每日1次，适宜于阴道出血、小腹坠痛、腰腿酸软、苔白舌淡有习惯性流产史患者。

2.艾叶鸡蛋羹

原料：艾叶50克，鸡蛋两枚，白糖适量。

做法：将艾叶加水适量煮汤，打入鸡蛋煮熟，放白糖溶化即成。

功效：温肾安胎。适用于习惯性流产。

3.阿胶鸡蛋汤

原料：阿胶10克，鸡蛋1枚，食盐适量。

做法：阿胶用1碗水溶化，鸡蛋调匀后加入阿胶水中煮成蛋花，最后用食盐调味即成。

功效：补血，滋阴，安胎。适用于阴血不足所致的胎动不安、烦躁等。

4.杜仲鸡

原料：乌骨鸡1只，炒杜仲30克，女贞子20克，桑寄生30克。

做法：先将乌骨鸡去毛和内脏，用纱布将杜仲、桑寄生、女贞子包好后，放置鸡腹内，加水煮至鸡烂熟后，弃去药渣加少许盐和调料，即可服用。饮汤食鸡，分2～3次服完。

功效：补肾安胎。

※ **艾灸疗法**

习惯性流产的女性，在怀孕前应注意健脾补肾、益气养血，可灸命门穴补益肾气；灸关元穴、气海穴、中极穴，滋阴养血；灸足三里穴，健脾和胃，增强气血生化之源的运化功能，改善胞宫的血液循环和营养供应。

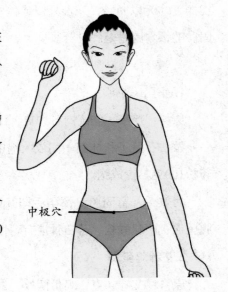

中极穴

方法：温和灸以上穴位，每穴15分钟，每天1～2次，连续施灸1～3个月，10天为1个疗程。

**日常保健小贴士**

1.孕期多休息。流产危险期应尽量卧床休息，消除紧张、焦虑的心理状态是安胎的重要措施。

2.避免不洁或刺激性强的食物，以免发生腹泻，加重流产。

3.多吃粗纤维食物，防止便秘。因为大量干硬的粪便积存在直肠内，可引起肠道强烈收缩，进而诱发子宫收缩，增加流产的危险。

4.加强个人卫生，保持会阴道清洁，禁盆浴及性生活。

5.有习惯流产史的女性，流产后不适合马上怀孕，时间最好间隔一年以上。

6.临床调查发现，生育太晚也较易导致习惯性流产。目前工作生活压力很大，不少夫妻都想推迟怀孕，再奋斗几年。但随着年龄的增长，身体环境受到的影响更大，如避孕药服用过多、人流过多等都导致女性身体出现各种免疫性因素导致习惯性流产。因此，建议女性婚后还是早一点要孩子。

## 产后缺乳，气血足津液生

多数情况下产妇在分娩两三天后，就会有乳汁分泌出现，这时若是乳汁不多，应属于正常现象。但如果数天之后，产妇分泌的乳汁依然很少，甚至根本没有乳汁分泌，这就是"缺乳"症。

乳汁来源于脏腑、血气、冲任，《胎产心法》云："产妇冲任血旺、脾胃气旺则乳足"。薛立斋云："血者，水谷之清气也，和调五脏，洒陈六腑，在男子则化为精；在妇人上为乳汁，下为血海"，说明产妇的乳汁是否充足与脾胃血气强健有密切关系。

因此，治疗产后缺乳宜益气养血、滋津生液，以增加产妇的乳汁分泌。

※ **食疗药膳**

1.芝麻鸡蛋羹

原料：芝麻酱100克，鸡蛋4枚，小海米、葱丝、味精各适量，食盐少许。

做法：先用水将麻酱调成稀糊状，然后打入鸡蛋，加适量水搅匀，再加入调料，置锅内蒸熟即可。

功效：补益气血，适用于产后气血虚弱所致的产后缺乳。

2.豆腐汤

原料：豆腐120克，红糖30克，黄酒1小杯。

做法：将豆腐、红糖加水600毫升，放入锅中用文火煮，煮至水约400毫升时，即可加入黄酒调服。

功效：补血生津，适用于产后血虚津亏所致产后缺乳。

3.猪蹄粥

原料：母猪蹄4只，土瓜根、通草、漏芦各100克，粳米（或糯米）500克。

做法：猪蹄洗净，每只切两半放入锅内，加适量清水，旺火煮至一半水量，捞出猪蹄，放入土瓜根、通草、漏芦再煮至一半水量，去渣取汁，将米入汁内熬煮成粥即可。

功效：健脾养胃，适用于脾胃素虚，兼有肝部气滞，经脉不畅所致的产后缺乳。

4.豌豆红糖饮

原料:豌豆100克,红糖适量。

做法:将豌豆与红糖加水煮烂,空腹服用,每日两次。

功效:豌豆补中益气,红糖温补、健脾暖胃,此方可催乳。

※ 小偏方

1.葱根可通乳

葱根,药名葱须。中医认为它有发表、通阳、解毒的作用。用葱根预防和治疗产后因乳腺管阻塞所致的缺乳症有较好的效果。

具体方法是:将新鲜葱根1~2根切成3厘米长,先用水洗净,然后将有葱根的一端塞入鼻孔,留1厘米长的另一端在鼻孔外,以便用完后拔出,左侧乳腺管不通者塞右鼻孔,右侧不通者塞左鼻孔。两侧皆不通者,则交替塞,一般塞4~6小时即可见效。倘若效果不理想,次日可照此法再塞一次,一般2~3次即能使阻塞的乳腺管通畅,乳胀随之减轻或消失。将葱根塞入鼻孔后常因强烈的葱味刺激而使患者流泪,但不要中断治疗,以免半途而废影响疗效。

2.淘米水可通乳

淘米水一盆,煮沸后待温后用。将乳头放在温热的淘米水内浸泡片刻,用手慢慢揉洗,如发现乳头中有白丝,可将其扯出,并挤出淡黄色液体少许,乳汁即可畅通。适用于乳汁少而不通。

### 日常保健小贴士

1.产妇要保证充分的睡眠和足够的营养,但不要滋腻太过,最好少食多餐,多食新鲜蔬菜、水果,多饮汤水,多食催乳食品,如花生米、黄花菜、木耳、香菇等。

2.产妇宜保持乐观、舒畅的心情，避免过度的精神刺激，以致乳汁泌泄发生异常。

3.母婴同室，及早开乳。一般认为，早期母乳有无及泌乳量多少，在很大程度上与哺乳开始的时间及泌乳反射建立的迟早有关。有人通过比较，发现产后两小时内即予哺乳，产妇的泌乳量较多，哺乳期也较长。

4.养成良好的哺乳习惯，按需哺乳，勤哺乳，一侧乳房吸空后再吸另一侧。若乳儿未吸空，应将多余乳汁挤出。

 ## 气血通畅，赶走恼人的小肿块

乳腺增生是女性最常见的乳房疾病，其发病率占乳腺疾病的首位，而且近年来患上此疾病的年龄也越来越低龄化。

从中医角度来说，乳腺增生发生的原因是气血瘀阻、痰湿凝滞。人体的乳腺是血管分布非常丰富的地方，很容易受到寒邪的侵袭，再加上女性体质偏寒，气血流通速度较慢，更容易出现郁积阻滞。正是由于气血运行不通畅，瘀阻在乳房部位，这种情况长期得不到改善，就会出现乳房胀满，渐渐发展成胀痛，最后用手就能摸到乳房上长了小肿块，也就是乳腺增生了。

※ **食疗药膳**

1.香菇炒菜心

原料：油菜（或白菜心）10～15根，香菇（水发）、竹笋、西红柿各25

克，食盐、味精、香油各适量。

做法：炒锅烧热后放花生油，至6成热，炒葱出香味，下菜心、竹笋，烧至半熟再下香菇、西红柿，然后放入食盐、味精，稍沸，淋香油即成。

功效：和胃健脾，疏肝通腑。

2.桃仁香菇

原料：配料香菇（水发）50克，核桃仁50克（去皮），生姜、食盐、味精、酱油、料酒、香油各适量。

做法：炒锅加油烧热，放入核桃仁，小火炸至黄脆捞出；锅内留适量底油，放入姜末，炒出香味，放入香菇，炒至味出；放入素汤以及炸好的核桃仁，再放食盐、味精、酱油、料酒等，大火烧开，慢火烧至汤将尽，淋入香油，即成。

功效：补肾益智，和中健脾。

3.大蒜焖茄子

原料：大蒜25克，茄子500克，生姜、酱油、食盐、葱各适量。

做法：茄子去蒂，切成两片，每片上切1厘米宽的十字刀，切4厘米长、两厘米宽的方块；大蒜去皮、切片，姜切末，葱切成段。将炒锅烧热后倒入花生油，将茄子逐个放入锅中，再入姜末、酱油、食盐、蒜片，加入清汤烧沸后，用小火焖10分钟，撒葱段，再加白糖，用水淀粉勾芡，收汁并拌匀，加入味精调味，起锅装盘，即可食用。

功效：温中暖胃，养血和健。

※ 小偏方

核桃1个取仁，八角茴香1枚，饭前嚼烂吞下，每日3次，连用1个月，能防治轻度乳腺增生。

※ **健康加油站**

要预防乳腺增生，女性平时对乳房进行自检是非常重要的，因为这样能及时发现异状，及早采取治疗措施。

乳房自检的方法如下：

1.视检

在镜子前摆好各种姿势进行视检，从前面、侧面等不同角度观察乳房。

（1）双手举过头顶。

（2）将双手用力插在腰部，收缩胸肌。

（3）身体前倾，观察乳房的形状，乳头、乳晕的变化。

（4）注意双侧乳房外形的变化，是否对称，有无局部的皮肤隆起，凹陷和桔皮样改变，以及乳房表面皮肤有无红、肿、热、痛症状。

（5）双侧乳头是否对称，有无近期凹陷，乳头部有无鳞屑，轻轻挤压乳头，观察有无分泌物。

2.触诊

（1）戴胸罩时：很多人是在戴胸罩时发现有硬块的。每天都会触摸到同一个地方，所以很容易察觉异常。

（2）在浴缸里：泡在水里检查乳房及周围的部分。这种状态下乳房会浮起来，所以比较容易检查到乳房下方部位。

（3）抹润肤霜时：洗完澡习惯抹润肤霜的人可以选择这时检查。涂抹润肤霜时皮肤较光滑，也可以减轻乳房的负担。

进行触诊的时候要注意检查区域不只限于乳房的隆起部分，要查到上至锁骨附近，横到两侧腋下的较广大范围。左右乳房之间别忘了也一定要检查。

此外，要用除拇指以外的4根手指的指腹进行抚摸式检查。不要固定于同一方向，要从各个方向均匀画圆检查，也不要忘记托起乳房，检查乳房下方部位。

**保健小贴士**

1.防治乳腺增生，心理上的治疗非常重要，因为不良的心理因素较易造成神经衰弱，会加重内分泌失调，促使增生症的加重，故应解除各种不良的心理刺激，保持心情上的愉快。

2.要注意佩戴合适的胸罩，如果胸罩过小，尤其是聚拢型胸罩和下围带有钢圈的胸罩，会对乳房造成挤压，影响血液循环，致使乳房缺血，引起疼痛，导致乳房中的淋巴腺堵塞，延缓新陈代谢，增加乳腺腺泡内毒素，诱发感染或乳腺增生。所以，胸罩的尺寸要宽松一些，最好选择比自己乳房大一号的。

此外，佩戴胸罩时间不宜过长，每天最好不超过8小时，回家后取下胸罩，尽量释放胸部，给乳腺松绑。

3.生活要有规律、劳逸结合，保持性生活和谐。此外，保持大便通畅会减轻乳腺胀痛，可以对乳腺增生的预防起到一定作用。

 # 颈椎病找上门，久坐族巧应对

很多人还以为颈椎病是"老人病"，但现在很多二三十岁的办公室白领，都受到了颈椎病的困扰。这是因为白领长期面对电脑或伏案工作，且很多人长时间保持不正确的坐姿，会对颈椎造成慢性劳损，再加上很多女性喜欢穿露肩装、低领装，夏天室内又开空调，颈椎很容易遭受寒邪的侵袭，久而久之就发展成了颈椎病。

※ **食疗药膳**

1.川芎白芷炖鱼头

原料：川芎、白芷各15克，鳙鱼头1个，生姜、葱、盐、料酒各适量。

做法：川芎、白芷分别切片，与洗净的鳙鱼头一起放入锅内，加姜、葱、盐、料酒、水适量，先用武火烧沸后，改用文火炖熟。佐餐食用，每日1次。

功效：祛风散寒，活血通络。

2.川乌粥

原料：生川乌12克，香米50克，生姜、蜂蜜各适量。

做法：将生川乌、香米一同放入锅中，加适量清水，用慢火熬熟，然后放入姜汁和蜂蜜，搅匀，空腹啜服。

功效：散寒通痹。

3.杭芍桃仁粥

原料：杭白芍20克，桃仁15克，粳米60克。

做法：先将白芍水煎取液500毫升，再把桃仁洗净捣烂如泥，加水研汁去渣，然后将两种汁液和粳米同煮成粥。

功效：活血，养血，通络。

※ **运动疗法**

1.颈部运动：头向前倾10次，向后仰10次，向左倾10次，向右倾10次。然后缓慢摇头，左转10次，右转10次。

2.双手牵引：双手十指交叉合拢，举过头顶放于枕颈部，将头后仰，双手逐渐用力向头顶方向持续牵引5～10秒，连续3～4次，即可起到缓解椎间隙压力的作用。

3.局部按摩：可于大椎穴、风池穴附近寻找压痛点、硬结点或肌肉绷紧处，在这些反应点上进行揉按、推捏。

※　**热敷疗法**

用热毛巾或热水袋局部外敷颈部，此种治疗可改善血液循环，缓解肌肉痉挛，消除肿胀以减轻症状。

※　**健康加油站**

现在市场上有很多治疗颈椎病的药枕，这种枕头内部填充了药物，可借助药物的作用达到保健祛病的目的。在这里要提醒大家的是，颈椎病患者在选购药枕时，一定要讲究中医学中的辨证治疗，即依据自己的体质来选择。比如，女性朋友适合选用枕内药物辛香平和之品，而不适合大辛大寒之品。

此外，要定期更换枕芯，春夏天要经常晒晾，以防霉变。

**日常保健小贴士**

1.纠正不良姿势和习惯，避免高枕睡眠，不要偏头耸肩，谈话、看书时要正面注视，同时要保持脊柱的正直。

2.注意颈肩部保暖，避免头颈负重物，避免过度疲劳，坐车时不要打瞌睡。

# 补血，女人一生的功课

贫血，不是一个新名词，对女性而言，贫血是稍不注意就会出现的现象。每个月的月经失血，往往使得女性的血"入不敷出"。此外，女人怀孕后对铁的需求比怀孕前增加近4倍，这是因为孕期中的女人不但自身需要充足的血液来滋养，胎儿更需要依靠母亲的血来供养，否则不仅影响自己，还会影响到宝宝。

由此可见，血对女人的健康有着极为重要的作用。治疗贫血的关键便是补血，补血可以说是女人一生都要做好的保健功课。

※ **食疗药膳**

1.猪血粥

原料：猪血100克，菠菜250克，粳米50克。

做法：取猪血放入开水中稍煮片刻，捞出切成小块，再将新鲜菠菜洗净放入开水中烫3分钟，捞出切成小段，然后将猪血块、菠菜及粳米放入锅中，加适量清水煮粥，粥熟后放入适量食盐、味精、葱、姜调味即可。

功效：润肺养血，消烦去燥。

2.红枣木耳汤

原料：红枣30枚，黑木耳25克。

做法：先将黑木耳用冷水泡发，清洗干净，撕成小朵状，然后放入砂锅，加水适量，大火煮沸，改用小火炖煮30分钟，待黑木耳熟烂时，放入红枣和红糖，煨煮至沸，红糖完全溶化即成。

功效：补血养血。

3.杞果牛骨汤

原料：生牛骨250克，枸杞15克，黑豆30克，大枣10枚。

做法：以上材料一同放入锅中，加水适量，共煮熟烂，调味后服食。

功效：补气血，益肝肾。

4.首乌鸭血

材料：鸭血100克，首乌酒30毫升。

组法：鸭血中加适量水与食盐，隔水蒸熟，然后调入首乌酒，再稍蒸后服食。

功效：补血养血。

※ **茶饮**

1.花生大枣茶

原料：花生仁30克，大枣10枚，蜂蜜15毫升。

做法：将花生仁和大枣放入锅中，加适量清水煎煮，最后调入蜂蜜，代茶饮用。

2.龙眼冰糖饮

原料：龙眼肉10克，冰糖适量。

做法：将龙眼和冰糖放入保温杯中，冲入适量开水，盖上杯盖，闷泡10分钟后，代茶饮用。

※ **芳香疗法**

柠檬、迷迭香精油都能改善贫血，可将精油滴在手帕上再深深地吸入。亦可采用按摩吸收法在洗澡后涂抹上述精油中的任一种，缓慢地以圆形手法按摩以使肌肤吸收。

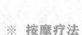

※ 按摩疗法

**1.血海穴**

俗话说补血找血海，血海穴（属足太阴脾经之穴）是脾经所生之血聚集之处，有化血为气，运化脾血之功能，还有引血归经，治疗血证之功效。按摩血海穴，可祛除人体内的瘀血，并促生新血。

具体按摩方法是：每天上午9～11点拍打（每次10秒，连续3～5次）或按摩（每侧3分钟）血海穴，晚上21～23点再艾灸此穴，对妇女贫血、月经不调、痛经及因气血瘀滞引起的肥胖、关节痛等症有效。

**2.天枢穴**

常按天枢穴（足阳明胃经之穴），可使胃经和大肠经保持活络，促进胃经内气血循环，帮助气血由胃经输向大肠经。

具体按摩方法是：双手拇指下压（力度适中）左右两边此养生穴位，由外向内打圈按摩，每天100～200下。

除了以上两个穴位外，女性常按足三里穴、三阴交穴等，也可起到调补气血的作用。

**保健小贴士**

1.不可盲目减肥，很多女性为了追求苗条身材而盲目减肥，不适当地节制饮食，吃富铁食物较少，甚至挑食、偏食，很容易引起贫血。

2.生活有规律，不要熬夜，注意劳逸结合，以免因为体力消耗过度而促进贫血的发生。

3.用餐时不要饮用茶、咖啡、可乐、可可，因为这些饮料中蕴含的单宁会阻碍身体对铁质的吸收。

# 冻疮偏爱女性，驱寒为本

冻疮是由于寒冷引起的局限性炎症损害，冻疮是冬天的常见病，冻疮一旦发生，在寒冷季节里常较难快速治愈。除了寒冷与潮湿，血液循环不好也是引起冻疮的一个重要因素，而女性，尤其是年轻女性，血液循环相对较差，其中的爱美人群，冬季里穿短裙长靴、紧身衣，加大血液循环难度，身体对于冷的反应更敏感。如此恶性循环，使女性成为冻疮偏爱的高危人群。

※ **食疗药膳**

1.熟附煨姜狗肉煲

原料：熟附片6克，生姜100克（煨熟切片），桂枝3克，狗肉200克，作料适量。

做法：先将狗肉用油微炒，待皮色转黄，加水适量，以武火烧开后，加入药材及作料，改用文火把狗肉熬烂，调味即可食用。

功效：温补肾阳，适用于习惯性冻疮患者未发冻疮时食用。

2.归芪威灵仙炖母鸡

原料：取母鸡1只（去毛、内脏洗净），黄芪、当归各15克，威灵仙10克，食盐、葱、姜、蒜、黄酒适量。

做法：将药材纳入母鸡腹腔内，再加入其他作料，然后放入砂锅中，加水以文火炖烂即可食用。

功效：祛风散寒，通络止痒，适用于冻疮已发病者食用。

※ **小偏方**

1.羊油用火烤融，涂到冻疮处，会稍有痛感，这说明已有药效，坚持涂一个星期可痊愈。次年6月用姜摩擦曾生冻疮处，以后就不会再生冻疮。

2.用萝卜叶子煲水，然后把煲好的水连同萝卜叶一起泡脚，泡到水凉了为止，具有止痒的作用。

3.鲜芝麻叶适量，放在生过冻疮的部位，用手来回揉搓20分钟左右，让汁液留在皮肤上，1小时后再洗去，每日1次，连续1周。

4.生姜60克，捣烂，加入白酒100毫升，浸泡3天即成。使用时用消毒棉签蘸药液外搽生过冻疮的部位，每日两次，连续1周。

## 日常保健小贴士

1.不要穿过紧的衣服，特别是冬天袜子口、袖口或鞋子不要太紧，以免造成血液循环不畅，引发冻疮。

2.患了冻疮，不要用火烤或放在很热的水中浸泡，以免因受冻部分失去知觉而发生烫伤。最好在室温下按摩活动一段时间，使受冻部位自然复温。

3.冬天长时间在户外活动时，可在手、脚、脸、耳等部位涂抹凡士林保护，时常搓搓手、跺跺脚。

4.身体冷时不要喝酒，否则血管扩张，会加速身体热量散失，更容易冻伤。

5.及早做好预防冻疮的准备，尽管许多人明知道自己容易发生冻疮，但还是不注意预防。每当寒冷季节到来，冻疮发作以后，才想起保暖防寒，而那时已经错过了最佳治疗时机。因此，冻疮预防越早越好，在秋末冬初就要做好保暖的工作。

# 失眠了，要记得养血安神

失眠是现代人的多发病、常见病，而女性由于其生理和身体特点，又往往成为主要的失眠大军。从中医角度来讲，引发失眠的病因很多，但以情志、饮食或气血亏虚等内伤病因居多，而与男性相比，女性较易气血亏虚，所以失眠才屡屡光顾，再加上现代生活节奏快，职场女性普遍压力大，精神心理负担徒增，也无形中增加了患失眠症的概率。

※ **食疗药膳**

1.养心粥

原料：党参35克，去子红枣10枚，麦冬、茯神各10克，粳米100克。

做法：将前4种原料放入锅中，加水煎煮。待水量剩下1/4时，去渣。然后在汁液中放入洗净的粳米，熬煮成粥，最后调入红糖即可。

功效：养气血，安神，对于心悸（心跳加快）、健忘、失眠、多梦者有明显改善作用。

2.酸枣仁粥

原料：酸枣仁末15克，粳米100克。

做法：粳米用清水洗净后，放入锅中，加水熬煮成粥，等粥快熟时，放入酸枣仁，再熬煮15分钟即可。

功效：宁心安神。适用于心悸、失眠、多梦、心烦。

3.八宝粥

原料：芡实、薏米、白扁豆、莲肉、山药、红枣、桂圆、百合各6克，大米150克。

做法：将除大米以外的各种原料放入锅中，加适量清水煎煮40分钟，然后放入大米，熬煮成粥即可。

功效：健脾胃，补气益肾，养血安神。

※ **茶饮**

1.酸枣仁茶

原料：酸枣仁9克，白砂糖适量。

做法：将酸枣仁拍碎，开水冲泡，加糖调味后，代茶饮用。

功效：养心安神。适用于虚烦失眠。

2.柏子仁茶

原料：炒柏子仁15克。

做法：将柏子仁炒香，轻轻捣破，放入保温杯后用开水冲泡，然后代茶饮用。

功效：养心安神，润肠通便。适用于血虚心悸、失眠多梦、盗汗、肠燥便秘等。

3.桂圆洋参茶

原料：桂圆肉3克，西洋参1克，冰糖适量。

做法：将西洋参切成小碎块，与桂圆肉、冰糖一起放入茶杯中，用沸水冲泡，加盖焖20分钟，饮后可将药渣嚼服。

功效：补血助眠。

※ **体位疗法**

睡前温水洗脚后，平躺在床上，两腿伸直，脚后跟挨着床，两脚尖尽量翘起，使脚掌和小腿呈90°；两胳膊伸直，手掌放在身体两侧。静止10分钟左右，便会感到困倦欲睡。如果效果不佳，停5分钟再做1次，一般做两次即能入睡。

※ **按摩疗法**

拍打涌泉穴：每晚睡前洗脚后，端坐床上，先用右手掌拍打左脚涌泉穴120次，再用左手掌拍打右脚涌泉穴120次，每次力度均以感到微微胀痛为宜。这种方法可驱除失眠，安然入睡。

除了按摩涌泉穴外，还可以配合按摩三阴交穴、神阙穴。

※ **小偏方**

花生泡饮法：将花生叶（鲜叶最好）用白开水冲水入壶内或杯内，等花生叶的色泽泡下后饮下，约10分钟左右，即能入睡，效果很不错。

**保健小贴士**

1.睡前泡脚、洗热水澡，人体（或足部）浸泡在热水中，可使全身（或足部）周围血管扩张，全身其他部位的血液会流入这些扩张的血管中，使内脏器官中的血液减少，脑部血流也相对减少，大脑会感到疲倦，从而有益于睡眠。

2.床就是睡觉的地方，不要在床上看书、看电视、工作。平时要坚持定时休息，养成晚上准时上床睡觉、早上准时起床的生活卫生习惯；

3.卧室环境一定要尽量幽静、舒适，有助于更快入睡。枕头不宜过高，否则会妨碍呼吸。

4.很多人都有一种习惯，就是睡不着的时候偏要看看几点了，老是下意识去计算还能睡几个小时。这样会助长焦虑，会更难入睡。所以，晚上失眠时不要总去看时间。